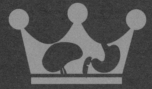

汉竹编著·健康爱家系列

脾胃为王：
饮食经络调养

雷秀珍／主编

U0348826

汉竹图书微博
http://weibo.com/hanzhutushu

江苏凤凰科学技术出版社
全国百佳图书出版单位

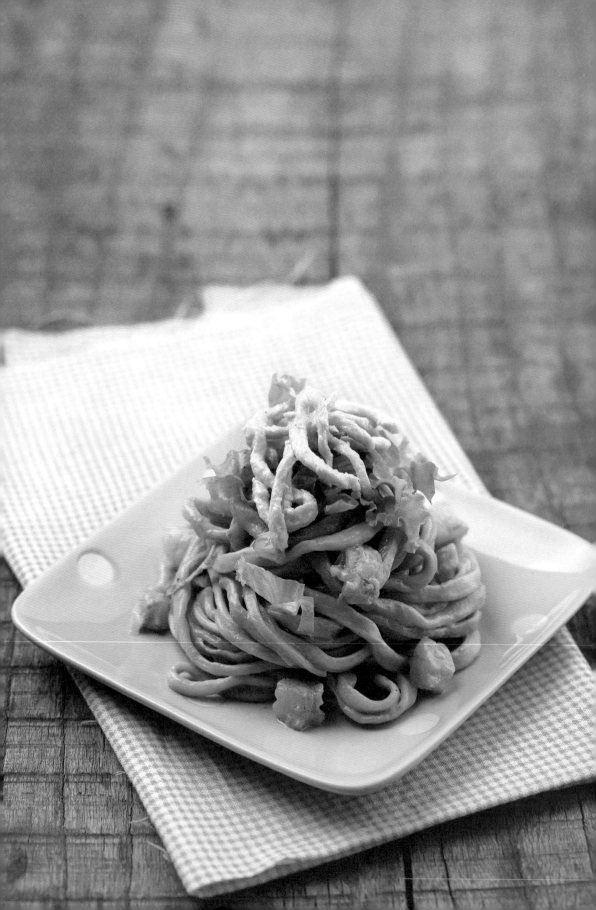

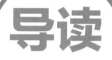

总是有口臭，是胃出了问题吗？

夏天食欲不佳，还容易拉肚子，可以温补吗？

胃肠经常胀气，要怎么解决？

……

胃是人体重要的消化器官，除了口腔的唾液和牙齿的咀嚼，人体所摄入的食物第一步是依靠胃来消化。因此，脾胃健康与否会影响营养的后续吸收。俗话说胃病要"三分治七分养"，所以吃的东西在很大程度上影响着脾胃的好坏。

本书中的食谱不仅有养胃粥，还有汤、炒菜、炖菜……同一种食材也给出了多种与之搭配的食材和制作方法，让你的食疗不再单调。并且对每种食材的功效也做出了详细说明，美味和营养两不耽误。

针对常见的脾胃问题，本书也做了分类讲解，例如小米能改善消化不良，胃寒者不宜吃绿豆等。

除了用食疗调理肠胃，本书中还给出了经络按摩的方法，搭配食疗一起养脾胃，效果更好！

伤脾胃的坏习惯，你占了几个

01 长期吃熏制食品

熏制食品含有致癌物，易诱发食管癌、胃癌，经常食用不利于身体健康。在日常饮食中，要尽可能少吃熏制食物，多吃新鲜的蔬菜水果，不仅能为身体补充营养，也能达到养脾胃的作用。

02 吃大量的甜食

中医认为脾喜欢甘味之物，适当吃点可益脾胃之气，但吃多了则不利于脾胃的运化，尤其容易导致胃胀气。有痰湿的人，大量摄入甘味之物会导致胀气加重，也不利于祛除痰湿。所以平时痰多、脸色暗黄、舌苔厚腻、饭后易疲倦的人要避免摄取过多甘味食物。

03 吃油炸食品

油炸食物热量高，可使人发胖，也难以消化，会加重脾胃负担。患有脾胃疾病者，再大量进食油炸食品，就会出现反胃、腹泻等症。除了要少吃油炸食物外，烹调时也要少放油。若是不可避免要进食油炸食物，可用吸油纸吸一下，以减少油脂的摄入。

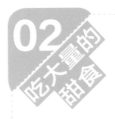

薯条出锅后可垫上吸油纸，减少油脂的摄入。

04 不吃早餐

经过一晚上的消化吸收，胃肠道几乎没有食物，胃却仍在分泌少量胃酸。若是早上不吃食物，分泌的胃酸就会刺激胃黏膜，时间长了可能引起胃炎、胃溃疡。另外，一上午人体本身也需要食物的能量来维持正常的新陈代谢，不吃东西，能量供给不足，会使人容易疲乏、注意力不集中。长时间不吃早餐，胃肠消化吸收功能受损，气血供应不足，人容易老得快。

05 空腹喝咖啡

咖啡不宜在空腹的情况下饮用。空腹时喝咖啡,会促使胃液分泌增加,对胃产生一定的刺激作用。饭后适当喝点咖啡,则有促进消化的作用。

06 经常喝浓茶

一杯茶的茶叶量不宜超过 4 克,过量就为浓茶。浓茶中含过多的咖啡因、茶碱等,会使胃酸分泌过多,刺激胃黏膜,诱发胃溃疡。此外,还会影响到对食物的消化吸收功能,导致便秘。若是原本患有胃溃疡者,再大量饮用浓茶会加重溃疡,也会影响到药物的疗效。

07 有胃病还常吃辣

没有胃病的人,适量吃点辛辣食物能加速胃部的血液循环,祛寒除湿。但若是大量进食辛辣食物,则会使胃黏膜呈充血、水肿状态,易引发胃炎。若是本身有脾胃疾病,再进食大量辛辣食物,则会使胃局部血管扩张、充血,也会对溃疡面产生刺激作用,所以胃炎、胃溃疡患者不吃或者是尽量少吃辛辣食物。

08 常吃大量的豆子

豆类一般含有丰富的蛋白质及多种维生素、矿物质。但不可长期大量食用,因为豆类在肠道中可产生气体,易导致腹胀。脾胃之气不舒的人,要少吃点豆类。豆子能刺激胃酸分泌,不利于胃炎和胃溃疡的好转。孙思邈说:"黑豆少食醒脾,多食损脾。"《本草汇言》记载:"黑豆性利而质坚滑,多食令人腹胀而痢下。"总之豆子不宜多吃。

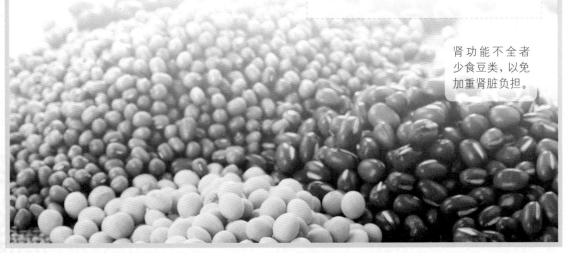

肾功能不全者少食豆类,以免加重肾脏负担。

09 吃得太咸

高盐食物会对胃黏膜造成直接损害，可使胃黏膜发生充血、水肿、糜烂、出血和坏死，由此患上胃炎或者胃溃疡，甚至诱发胃癌。若是长期进食高盐食物出现了心窝隐痛、饭后有饱胀感、食欲缺乏、消瘦，应及早就医。下面介绍一些常见高盐食物。

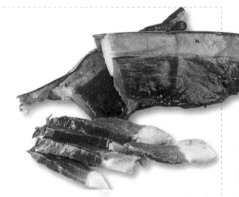

腊肉的制作过程中会添加大量的盐，应少食。

常见的高盐食物

高盐食物	食用注意事项
酱油	高血压、冠心病、糖尿病、痛风患者最好少用或不用。酱油本身具有提鲜作用，所以烹调过程中放了酱油，不宜再放味精、鸡精。在炒菜时酱油要后放、少放。
咸菜	含有亚硝酸盐等致癌物，长期食用可致癌，所以要少吃。腌两三天到十几天的咸菜，其亚硝酸盐的含量达到高峰值，尽量避免食用。
酱菜	含盐高，微量元素缺乏，要尽可能少吃。
腌肉	胃和十二指肠溃疡患者禁食，老年人、慢性疾病患者、体有痰湿者、高血压患者、高脂血症患者要尽可能少吃，最好忌吃。
咸鱼	长期食用易患鼻咽癌，要尽可能少吃。高血压患者忌食。
酸菜	蔬菜在腌渍过程中，菜里的硝酸盐会转化为亚硝酸盐，不可多食。

10 睡眠不足

医学研究发现，经常睡眠不足的人，胃病发病率是一般人的3~4倍。胃酸对胃黏膜有腐蚀作用，但是胃能分泌一种具有防御作用的蛋白，可使胃免受胃酸的腐蚀。这种蛋白晚上分泌最多，若是经常睡眠不足，自然影响胃的修复和保护能力，故容易发生胃炎、胃溃疡、胃癌等疾病。另外，长期睡眠不足会降低胃部血液流量，削减胃的自我保护能力，易患胃病。

11 嗜抽烟

烟为辛辣之物，长期抽烟会耗损胃阴，加重胃炎、溃疡病的病情。烟中含有尼古丁，可使胆汁易于返流入胃，同时促使胃酸分泌增多，破坏胃黏膜，导致胃病。

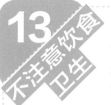

12 生气的时候进食

生气时进食是导致胃癌的主要原因之一。民间有"怒后不可即食，食则不化"的说法，人在生气时脾胃之气逆乱，脾胃的消化吸收功能减弱，若是这时进食，无疑就是加重脾胃的负担，甚至还会诱发胃癌发生。所以，在生气后，家人不要劝饭，自己也不要勉强。要等气消了，再吃东西。

13 不注意饮食卫生

有人认为"不干不净，吃了没病"，这种看法是不对的。若不注意饮食卫生，病菌会随着食物进入胃肠，扰乱胃肠气机，影响脾胃的消化吸收功能，易导致腹泻、腹痛、呕吐等。为了胃肠健康，一定要注意饮食卫生，饭前洗手，食用的瓜果蔬菜也要彻底洗净。

14 吃过多的粗粮

粗粮是相对粳米白面等细粮而言的，主要包括玉米、紫米、高粱、燕麦、荞麦及各种豆类等。适当吃点粗粮能促进消化吸收，起到预防癌症的作用。一般而言，每天摄入 50~100 克的粗粮为宜。过量食用则会影响营养吸收，易致营养不良。老人、小孩、消化不良者要少吃粗粮，这是因为他们的脾胃功能比较弱，消化吸收能力不强，而粗粮不易消化，吃大量的粗粮会加重胃肠负担。

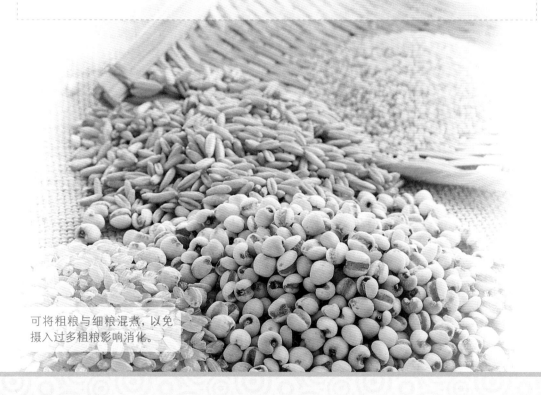

可将粗粮与细粮混煮，以免摄入过多粗粮影响消化。

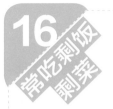

15 吃得太少

有些人为了减肥会下意识地控制食物的摄入量。脾胃化生气血以滋养全身，进食得当才能气血足，身体健康。若是吃得太少，就会导致营养缺乏。这种状况下脾胃也会失养，由此患上脾胃疾病。女性长期节食还易导致月经不调、不孕等。

16 常吃剩饭剩菜

剩饭剩菜容易产生大量致病菌，保存不当易致腹泻、腹痛。剩饭剩菜不容易被脾胃消化吸收，长期食用剩饭剩菜易导致胃病。老人、婴幼儿、体弱多病者及患有胃肠疾病的人，最好不吃或少吃剩饭剩菜。

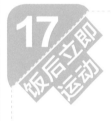

17 饭后立即运动

饭后脾胃要对食物进行消化和吸收，这一过程需要大量的气血和能量来辅助完成。在保持安静的状态下，气血和能量就会集中在脾胃。若是饭后活动，则气血和能量就会被分配到肢体上，长期如此会导致脾胃供血不足，影响脾胃的消化吸收功能，导致脾胃功能紊乱，从而导致脾胃疾病发生，出现胃胀、消化不良、胃痛等问题。

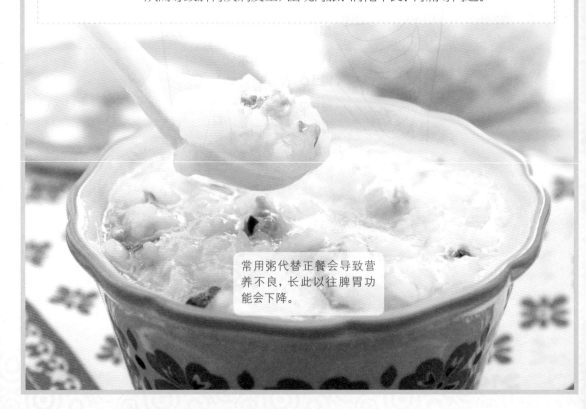

常用粥代替正餐会导致营养不良，长此以往脾胃功能会下降。

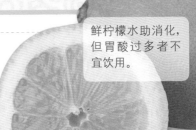

鲜柠檬水助消化，但胃酸过多者不宜饮用。

18 饭后吃大量水果

饭后脾胃要对食物进行消化吸收，若是饭后再吃大量水果，会加重脾胃负担。最好饭后 2 个小时再吃水果，给脾胃以喘息的时间。不过饭后少吃一些助消化的水果则有助于增强脾胃的消化吸收功能，诸如山楂、柠檬、香蕉等。

19 睡前加餐

睡前加餐会增加脾胃的负担，中医讲"胃不和则卧不安"，晚上脾胃不能充分休息，自然就会影响睡眠。另外，还会引发肥胖，易导致脾胃疾病。

20 压力过大

有些人在工作压力大或思想紧张时就会出现胃痛、食欲缺乏等消化不良的问题。这是因为长期压力过大，会使胃酸大量分泌。胃酸分泌过多，则易出现胃灼热、嗳气。另外，长期压力过大会影响到胃肠的蠕动功能，影响对食物的消化吸收，出现消化不良的症状。

压力大的人可以通过练习瑜伽来放松心情。

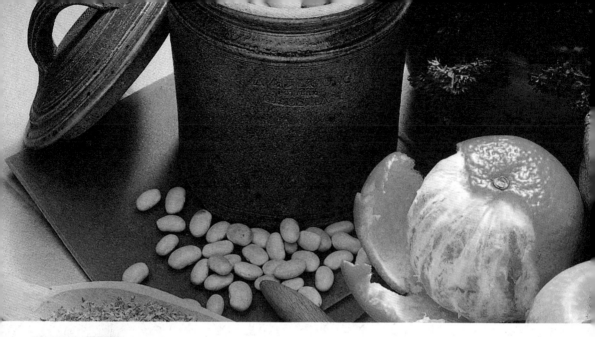

目录

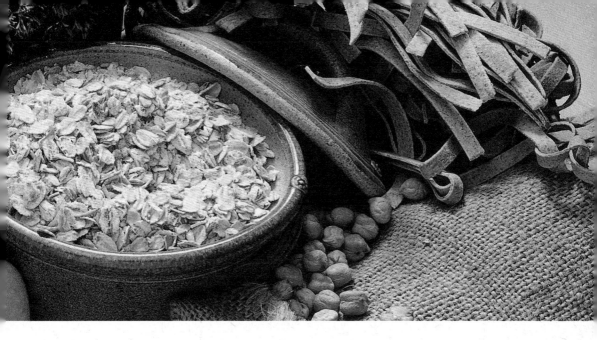

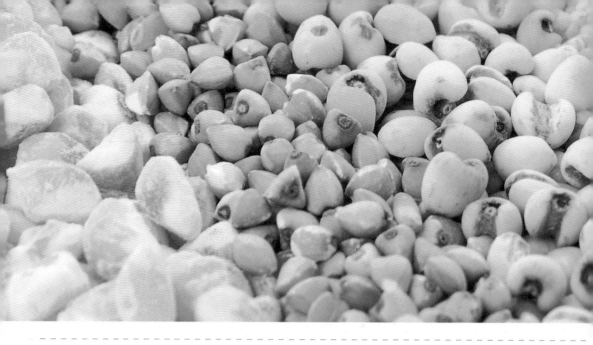

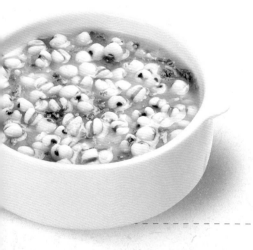

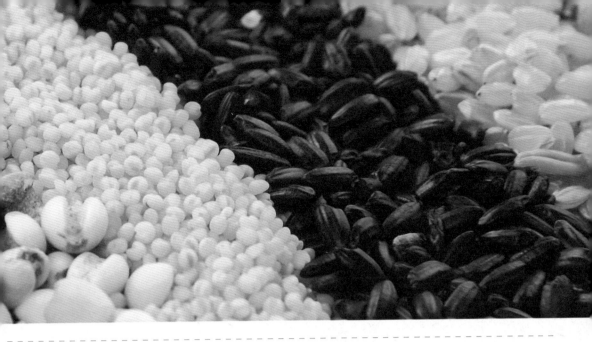

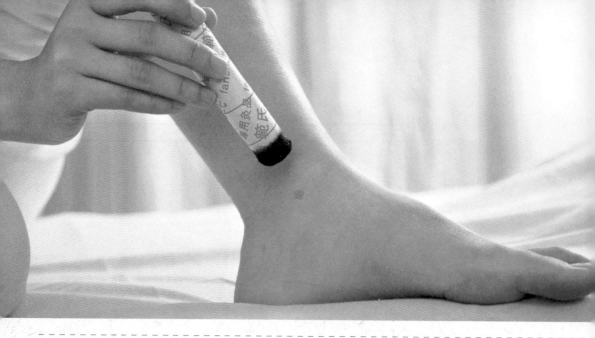

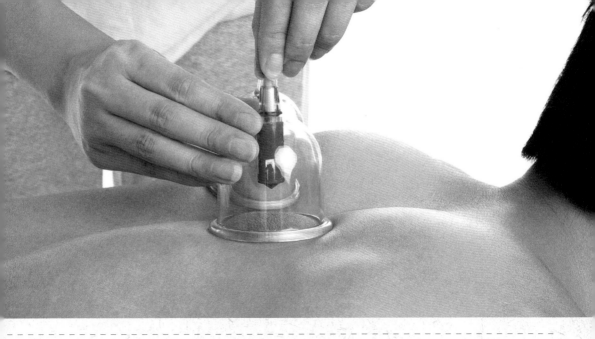

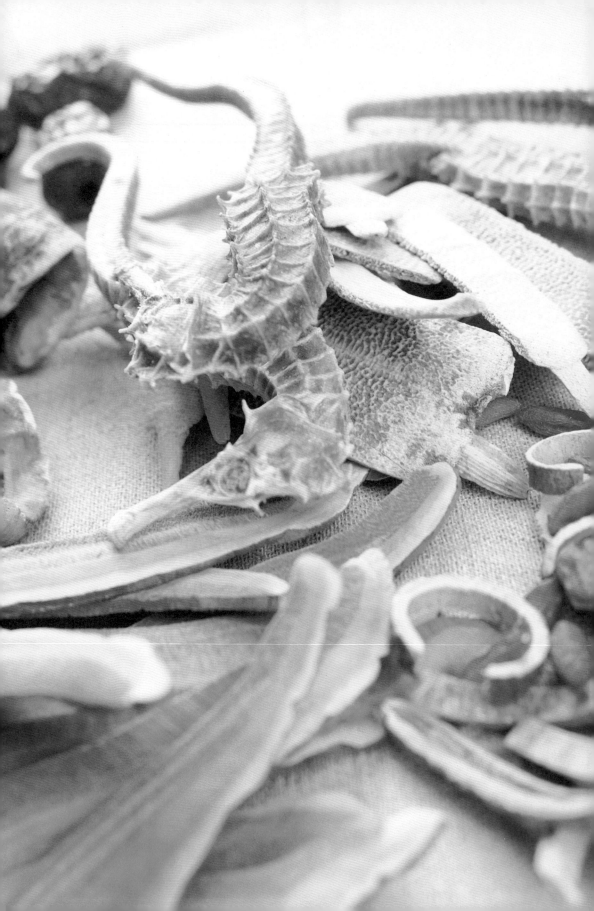

第一章

脾胃不好百病生

五脏六腑中的脾胃，主要责任就是为身体提供能量来源。若脾胃佳，则气血充足，身心得其所养，让身心无忧，生命力更强大。反之，脾胃弱，则气血衰弱，免疫力差，自然百病横生。

我们的脾胃是如何工作的

中医所说的脾胃，实际上是指整个消化系统，主要包括胃肠道等消化系统。在中医理论中，脾胃的主要作用就是将食物转化成气血。

气血是维持生命的基本要素，由脾胃所化生，若是脾胃出了毛病，就会导致气血化生不足，由此导致人的生命活力下降，甚至使人的寿命缩短。

脾胃受损，运化失职，营养的吸收和输送功能受到影响，就会使免疫功能降低，这时外邪易乘虚而入，人就容易生病。

脾胃升降是人体气机升降的枢纽，如果脾胃升降失衡，必然会影响其他脏腑器官的气机和功能，各种病症也会随之而来。

现在来说一下脾胃的工作过程。在我们咀嚼食物时，胃会相应扩张，以容纳大量的食物。胃中有了食物之后，会不断进行蠕动，一方面有助于分泌胃液，另外一方面能起到搅拌和磨碎食物的效果，同时能杀灭食物中的一些细菌，由此将食物加工成食糜。食糜被推送到小肠，得以进一步消化和吸收。接着，被推送到大肠和结肠，对食物残渣进行加工处理，最终排出体外。

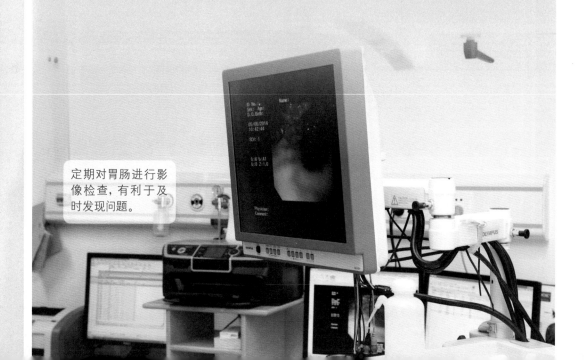

定期对胃肠进行影像检查，有利于及时发现问题。

脾胃不好，
免疫力就差

　　如果把人体看作行军打仗的军队，那就需要五脏六腑各司其职，方可取得胜利。脾胃就如同这支军队后勤之"粮库"，脾胃一旦失常，身体的五脏六腑就会失去正常运作的物质基础和能量，可谓是"牵脾胃而动全身"。中医学的整体观认为，人体的五脏六腑相辅相成，气血相通，是一个不可分割的整体。虽然脾胃是人体的消化器官，是运化水谷精微的枢纽，但要完全完成饮食营养的消化吸收，合成新的气、血、精、津液的全过程，还必须依赖心、肝、肺、胆等其他脏腑器官的相互配合。

　　脾胃与五脏六腑的关系，不仅体现在五脏六腑参与脾胃的消化吸收食物上，还体现在脾胃出现病症就很容易影响其他脏腑这一点上，根据五行关系，易出现相生相克的疾病转变现象。正如明末医学家孙文胤在《丹台玉案·脾胃门》所说："脾胃一伤，则五脏皆无生气"。这样免疫力就下降了，不仅容易得单纯由脾胃引发的消化系统疾病，还容易感冒，而且感冒后不容易好，愈后也容易复发。所以遇到这类感冒，在治疗时既要治疗感冒，同时又要调养好脾胃。

　　中医认为，脾虚则生痰。这是由于人体不能正常运化水湿，导致水湿内阻，停滞于焦，聚湿而生痰。这个"痰"会诱发多种疾病：中医认为高血压病里就有一种是痰湿阻滞型高血压，高脂血症多是由于脾胃失调致使内生痰浊所致，咳嗽多是由于痰湿蕴肺所致，哮喘的病因也是以痰为主，肥胖的人多是痰湿体质。

　　这些都是因为脾胃不好，导致免疫力下降所造成的。

喝些利湿的饮品也
有助于排出痰湿。

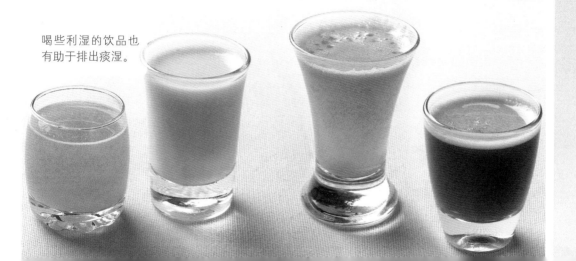

读懂脾胃的"求救"信号

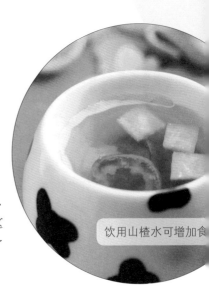

饮用山楂水可增加食

如果你无缘无故地出现头晕、犯困、恶心、呕吐、腹胀、胃酸、痰多等不适，可千万不要把这些当成小事而忽视，这些都是身体发出的"求救"信号，表明你的脾胃很可能出了问题，要及时去医院检查。

1 虚胖

吃得少却很容易发胖、手脚容易肿胀、怕冷、不易出汗、多白痰、脸色偏白或带青，这种胖是虚胖，很可能是体内脾系统处理水液的功能失调了。

2 犯困

如果身体一直正常，突然有一段时间无缘无故感到头晕目眩、全身乏力、犯困、嘴唇干裂，这也是脾功能失常的信号。

3 痰多

如果时常感到痰多、唾液过多或过少，或四肢水肿、腹胀、腹泻、便秘等，最好看一下医生，这可能也与脾功能失调有关系。

4 出血

牙龈出血、鼻出血、皮肤出血、咯血、便血等，也可能与脾有关，因为脾在维持血液的正常循环中起着重要的作用。

5 发脾气

如果经常发脾气，可不要以为就是肝出了问题，其实很多时候是脾功能失调导致的。

6 食欲减退

胃炎、胃癌、胃下垂等肠胃问题都会引起食欲减退。

7 腹胀

上腹胀满，饭后加重，胃隐痛，并常伴有食欲减退、打嗝、恶心等症状，多是慢性胃炎惹的祸。

8 恶心、呕吐

慢性胃炎、急性肠胃炎、消化性溃疡、急性胃肠穿孔、胃黏膜脱垂、急性胃扩张等消化系统疾病，都会诱发恶心、呕吐。

9 胃灼热

饱餐后容易胃灼热，除了进食过快或过多外，还可能是因为消化系统功能减退了，特别是老年人易出现这种状况。

10 胃痛

胃病、十二指肠溃疡等也会引起胃痛，但胃痛不都表示胃部出了毛病。

脾胃失调
百病生

形容友谊深厚常用"肝胆相照"。从中医的角度看，肝和胆是相表里的，二者相互照应，和谐共存，一旦一方出现问题，都会影响到另一方。脾和胃的关系也是如此。

脾胃唇齿相依

脾和胃是相互照应、相表里的。胃出现了病症就会伤及脾，脾有问题也会影响胃。可以说，人体的气血充足与否，主要取决于脾和胃的共同作用。《脾胃论·脾胃盛衰论》中说："面热者，足阳明病。胃既病，则脾无所禀受，脾为死阴，不主时也，故亦从而病焉。"面红发热多是胃经上出现了问题。胃一旦生病，受纳的食物就会减少，脾不能为全身运送充足的营养，自然也会生病。

《脾胃论·脾胃盛衰论》中还说："形体劳役则脾病，脾病则怠惰嗜卧，四肢不收，大便腹泻；脾既病，则其胃不能独行津液，故亦从而病焉。"从中医的角度看，劳累过度会伤及脾气，脾气亏损，脾的运化功能减弱，就无法很好地为全身运送水谷精微，人会出现犯困、四肢无力、腹泻等表现。脾一旦生病，胃就不能正常运化津液，也就跟着出问题了。

脾胃同养才健康

在日常生活中，不要单独只顾及脾或胃，而要把两者都兼顾到，才能保持身体健康。

有很多人不注重饮食，或是吃一些损伤脾胃的食物，或是饥一顿饱一顿，或是凉一口热一口，这样很容易出现胃病。在快节奏的生活和紧张的工作学习下，很多人忽略了休息的重要性，过度劳累，就会伤及脾气。所以健康的身体，需要健康的生活习惯和饮食共同来实现。

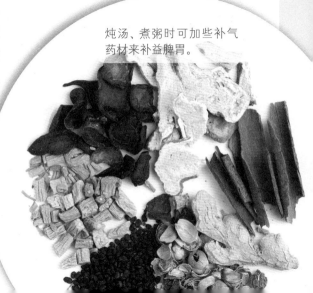

炖汤、煮粥时可加些补气药材来补益脾胃。

脾胃差，容易与感冒结缘

感冒和体质有很大的关系，而体质与脾胃功能紧密相关。每个人的体质都是"禀受于先天，充养于后天"的，体质雏形一旦形成，只有源源不断接受后天之本所化生的水谷精微，才能滋养出健壮的身体。

脾胃功能不足，感冒易反复

气虚体质的人通常面色苍白、气短乏力、不愿意说话、常有疲劳感，特别是免疫力低下，很容易得病，尤其是感冒。气虚感冒是很常见的感冒类型，感冒后恶寒重、发热轻、体温一般不超过 38℃、骨节疼痛、肌肉酸楚。气虚体质，再加上饮食作息无规律、工作劳累、精神压力大，使人的免疫力长期处于低下状态，再染上了感冒，身体不能及时得到调养和恢复，就会形成恶性循环，导致感冒反复出现。很多人有感冒后去医院打几次吊瓶，很快就好了，可过不了多久又感冒的经历，这其实就是气虚体质的表现。

在中医看来，气虚感冒主要在于脾胃功能不足，卫阳不固。最好的治疗办法就是以脾养胃，升举阳气，同时疏散外邪。

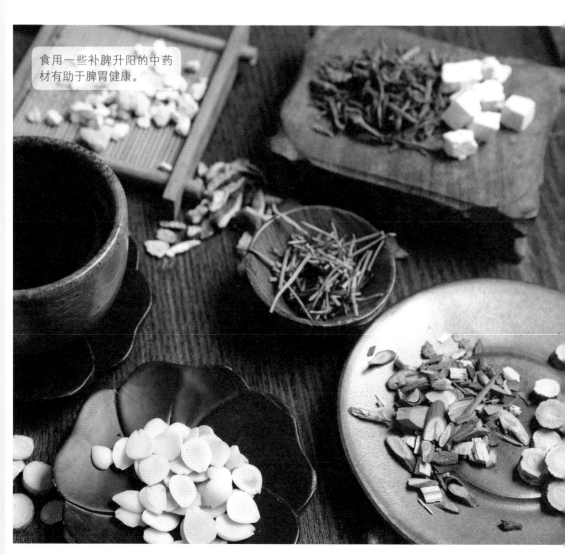

食用一些补脾升阳的中药材有助于脾胃健康。

防治青春痘，重在调理脾胃

青春痘是很多人青春期里的灰色记忆，有一部分人在成年后，也没摆脱一脸青春痘的烦恼，爱美的女性更是如此。

在中医看来，青春痘是由于人体内血热瘀积，内分泌失调，使体内的阳盛化火，入舍于血，热灼脉络，造成毒素沉积在体内，长期得不到排泄所致。而对于女性来说，如果内分泌失调，会引起月经不调，导致痘痘旺盛。

甜腻、油腻、辛辣食物要少吃

有人爱吃甜食，有人喜欢油炸食物。由于饮食上的不节制、不科学，贪吃甜腻、油腻的食物，或者吃得过饱，食积胃肠，蕴郁化火，就会出现肺胃蕴热。肺胃蕴热达到一定程度，就要找一个散热口。由于下面的肠胃积食，热火只好上蒸头面，于是脸上就会长出烦人的痘痘。

长期吃辛辣食物易上火，造成血热偏盛。血液偏热，时间长了就会导致血液水分不足，气血就会蕴阻，进而蕴阻肌肉、皮肤，也会使皮肤易生痘痘。

拔罐祛痘

拔罐是治疗青春痘的好方法。胃俞穴是和胃理气、化湿消滞的保健要穴；膈俞穴有养血和营的作用；大椎穴有温经活络、解表退热的功效。在这些穴位上拔罐，不仅能益气养血，还可以调理脾胃，对治疗青春痘很有帮助。

调理脾胃是重点

治疗青春痘不是一朝一夕的事，要从食疗、穴位保健以及健康的生活习惯和心态等方面共同努力，把脾胃调理到健康、正常的运行轨道上。在饮食上，要有科学合理的饮食结构，多吃水果、蔬菜，少吃甜腻、油腻、辛辣的食物。除此之外，还要避免过度劳累，保持良好的心态，保证充足的睡眠时间，注重皮肤清洁，还不能乱挤、乱治青春痘。

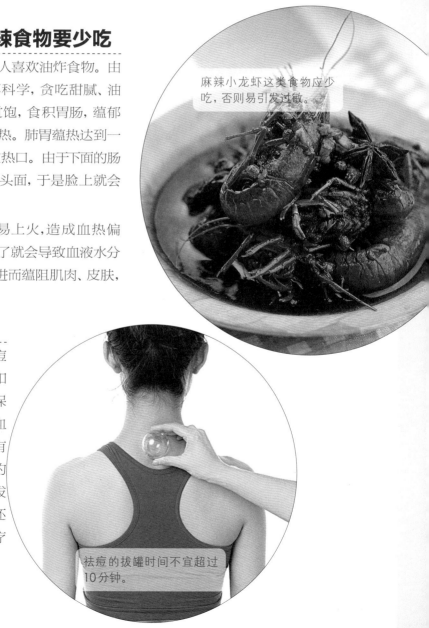

麻辣小龙虾这类食物应少吃，否则易引发过敏。

祛痘的拔罐时间不宜超过10分钟。

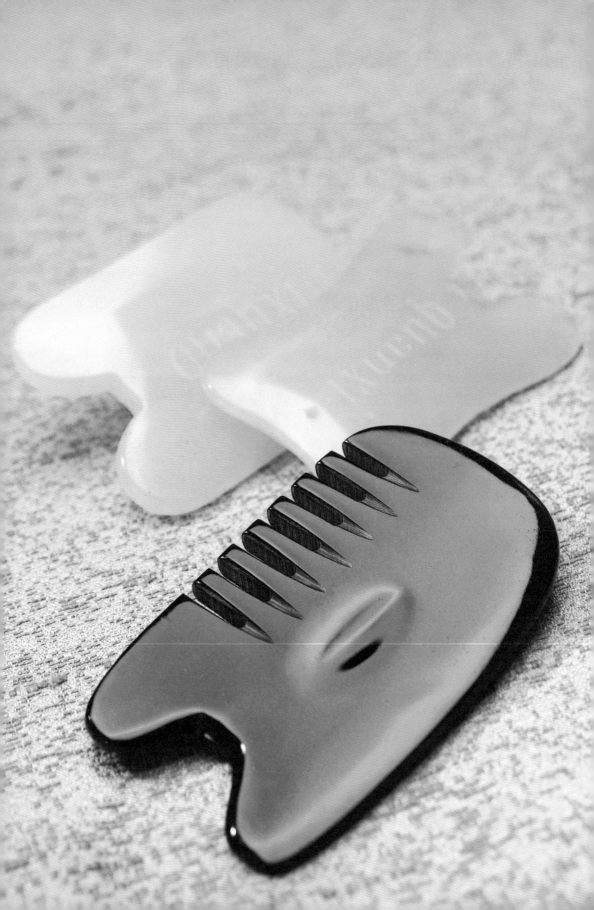

第二章

调理脾胃虚寒
湿热是关键

脾胃的主要作用是消化食物，为身体提供营养。脾胃正常的生理功能发挥需要在正常的身体环境下进行，身体的虚、寒、湿、热都会影响到脾胃正常的生理功能，使气血不足，身体健康出现问题，甚至生出疾病。

快速判断你的脾胃是虚、寒、湿、热

本书罗列了虚、寒、湿、热的常见症状，快根据自身情况来判断一下体质吧。

虚弱型脾胃不适

对照下表，如果一周内有 3~4 天出现了下列症状，就在对应症状后画上"✓"。
若出现了 6 个以上的"✓"，则说明脾胃虚弱。

方式	症状	是否出现症状
舌诊	舌苔白	
	两边有齿痕	
面诊	面色白	
	脸部易水肿	
	脸部肌肉不紧致	
足诊	足部发凉	
望	精神不振	
	头昏乏力	
	精神萎靡	
	形体消瘦	
闻	喘息、声音低弱	
问	少气懒言	
	大便溏薄	
	脘腹胀满	
	口不知味	
	食欲缺乏	
	肢体倦怠	
	喜欢卧床	

受寒型脾胃不适

对照下表，如果一周内有 3~4 天出现了下列症状，就在对应症状后画上"✓"。
若出现了 6 个以上的"✓"，则说明脾胃受寒了。

方式	症状	是否出现症状
舌诊	舌头发凉	
	舌苔厚白	
面诊	面色白	
	脸部易水肿	
足诊	足部发凉	
望	精神不振	
	头昏乏力	
	精神萎靡	
	形体消瘦	
闻	喘息、声音低弱	
问	呕吐清水	
	倦怠	
	畏寒	
	喜热饮	
	肢冷	
	食欲缺乏	
	胃痛，得热则缓	

湿热型脾胃不适

对照下表，如果一周内有 3~4 天出现了下列症状，就在对应症状后画上 "✓"。

若出现了6 个以上的 "✓"，则说明体内有了湿热。

方式	症状	是否出现症状
舌诊	舌苔黄腻	
	有时候会口苦	
面诊	面色发黄	
	皮肤干燥	
	面部容易发热	
望	精神不振	
	头昏乏力	
	精神萎靡	
	形体消瘦	
闻	口臭	
问	脘腹痞满	
	大便溏薄、黏腻	
	口不知味	
	食欲缺乏	
	很容易饿	
	肢体倦怠	
	女性白带秽浊或私处瘙痒	

气机不调型脾胃不适

对照下表，如果一周内有 3~4 天出现了下列症状，就在对应症状后画上"✓"。

若出现了6 个以上的"✓"，则说明脾胃气机不调了。

方式	症状	是否出现症状
舌诊	舌苔发红	
	口干	
面诊	面色萎黄或苍白	
	脸上有斑	
	脸部肌肉松弛或不紧致	
望	精神不振	
	头昏乏力	
	精神萎靡	
	形体消瘦	
闻	喘息或气短、声音低弱	
问	脘腹胀满	
	易打嗝	
	胃脘疼痛	
	不思饮食	
	时作干呕	
	嗳气	
	心烦易怒	
	易便秘	

虚弱型脾胃不适

虚弱型的人常食欲不好、易腹胀、易腹泻、易水肿、少气懒言、易倦怠、面色苍白或者萎黄、四肢乏力。

典型症状

虚弱型脾胃不适的典型症状具体表现是什么样的呢？本节将一一告诉你。

缺乏食欲

食欲也就是胃口，食欲不好就是对吃饭不感兴趣。食欲不好，吃得少，多为脾胃虚的信号。这里所说的脾胃虚指的是脾胃气虚。

胃气主降，能将胃中初步消化的食糜向下推送，完成营养吸收，并排除糟粕。若是胃气不足，传送就没有力气，食物就会停滞胃中。

脾与胃相表里，相互影响。胃没有力气消化推动食物，也会影响到脾将营养物质向周身输送的功能。脾气不升，胃气不降，由此导致身体虚弱，没有胃口。

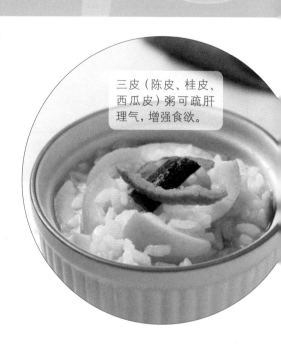

三皮（陈皮、桂皮、西瓜皮）粥可疏肝理气，增强食欲。

易腹胀

腹胀，也就是腹部胀满。脾胃气虚，食物不能被有效消化吸收，食物在胃肠道被细菌分解就容易产生大量气体。另外，脾胃气虚，易使脾气不升，胃气不降，影响气的运行，气滞而胀。

易腹胀者应少吃土豆、红薯、芋头、南瓜、栗子等容易胀气的食物。吃饭时最好不要讲话，防止吞咽入大量空气，导致腹胀加重。

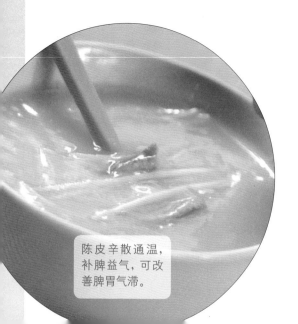

陈皮辛散通温，补脾益气，可改善脾胃气滞。

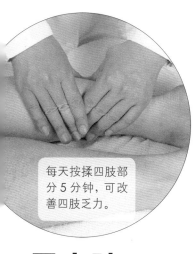

每天按揉四肢部分5分钟，可改善四肢乏力。

易腹泻

　　腹泻是一种常见症状，表现为排便次数比较多，便质稀薄，分急性和慢性两种。急性腹泻一般与饮食不节、水土不服、受凉等有关系。慢性腹泻主要原因在于脾胃虚。

　　脾胃能消化吸收食物，脾胃气虚，脾胃的消化吸收能力就弱，导致消化不良则易腹泻。另外，气有固摄作用，脾气虚弱则不足以发挥固摄作用，自然容易腹泻。

易水肿

　　经常水肿主要与脾气不足有关系。脾气能运化身体里面的水湿。一旦脾气不足，脾胃在运化水湿的过程中就会无力，呈现一种疲软的状态。水湿停聚不化，就会发生水肿。轻者眼睑、腿脚处水肿，重者全身都会水肿。

四肢乏力

　　关于肌肉和脾之间的关系，中医里面有这样的一种说法，"脾主四肢肌肉"。这句话的意思就是，四肢肌肉是由脾所主管的。《素问·五脏生成篇》说："脾主运化水谷之精，以生养肌肉。"脾气能温养四肢肌肉，使肌肉丰满、有弹性、有力量。

　　脾气不足，四肢肌肉失养，就会出现酸痛、乏力等问题。四肢肌肉乏力，一方面可以多吃补脾气的食物，如牛肉、鸡肉、红枣、鲫鱼、鲤鱼、鹌鹑等。

　　另一方面可以通过多按揉四肢部位来促进气血循行，尽可能改善四肢的亚健康状况，预防四肢疾病的发生。

面色苍白或者萎黄

　　在脾胃的相互作用下，吃进去的食物被转化成身体所需要的气血，生产出来的气血输送到面部，面部肌肤营养好，气色也就好。

　　若是脾气虚弱，气血供应受到影响，则面色苍白或萎黄。

常把脚抬高，可有效改善水肿。

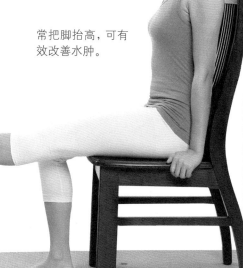

养脾胃食疗方

国人讲究食补,以饮食的方式养脾胃是一项非常不错的选择。

这样搭配更养胃

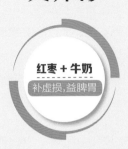

红枣 + 牛奶
补虚损,益脾胃

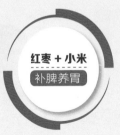

红枣 + 小米
补脾养胃

红枣

红枣有益气补血、健脾补肝、安神养颜等功效,用于治疗脾胃虚弱、食少便溏、气血亏虚等病症。红枣所含的蛋白质、碳水化合物、维生素C及多种矿物质,有利于增强脾胃的消化吸收功能。

【这么吃不伤胃】

养脾胃吃法：熬粥、煲汤、泡茶等均可。

红枣富含膳食纤维,不易消化,多吃会产生胃胀气；生吃过量易伤脾胃,导致腹泻。

养脾胃功效：益气补血、健脾补肝、安神养颜。

更多保健功效：抗过敏、防治痛风。

注意事项：红枣有活血的作用,女性经期或有伤口的人不宜食用；红枣含糖高,所以糖尿病患者慎食；红枣助湿生热,所以体质燥热、痰热咳嗽的人不宜食用红枣。

红枣热量高,肥胖者不宜过多食用。

大麦红枣粥
早晚餐食用

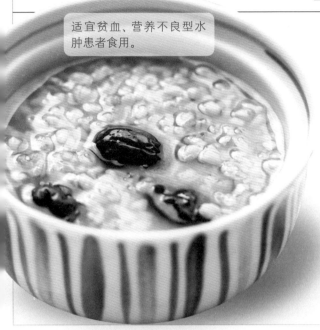

适宜贫血、营养不良型水肿患者食用。

养胃功效: 具有健脾和胃、消胀除烦的功效。

原料: 大麦仁 60 克,红枣 5 颗,粳米 100 克。

做法: 将大麦仁洗净后加水煮熟,再放入淘洗干净的粳米、红枣煮沸,然后改用小火煮 30 分钟即成粥。

红枣香菇汤
佐餐食用

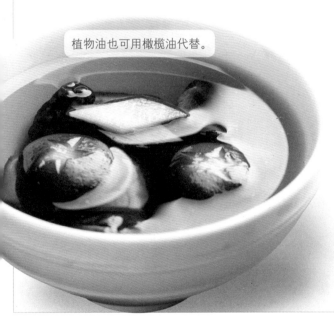

植物油也可用橄榄油代替。

养胃功效: 具有益气活血的功效。

原料: 红枣 5 颗,鲜香菇 10 朵,姜片、植物油、黄酒、盐各适量。

做法: 将鲜香菇洗净切片或切十字花刀,红枣洗净去核;将香菇片、去核红枣、盐、黄酒、姜片、适量植物油一起放入蒸碗内,加适量水,加盖;上笼蒸 60~90 分钟即成。

香菇

中医认为香菇气味芳香，能增进人的食欲。另外，香菇能补益脾胃之气，可以增强脾胃的运化功能，也有助于舒畅脾胃气机，从而使胃部胀满的不适感消失。

这样搭配更养胃

香菇 + 莴笋
降脂降压

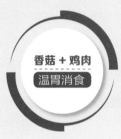

香菇 + 鸡肉
温胃消食

经常食用香菇能增强免疫力。

【这么吃不伤胃】

养脾胃吃法：煲汤、清炖、炒食等均可。

香菇中含有的营养成分，有益胃气，可以促进食欲，有效改善食欲不振；香菇中含有的膳食纤维，能够促进肠胃蠕动，防止便秘。

养脾胃功效： 益气补虚、健脾胃。

更多保健功效： 具有提高机体免疫功能、降血压、降血脂、降胆固醇等功效。

注意事项： 香菇为发物，顽固性皮肤瘙痒症患者忌食或少食。

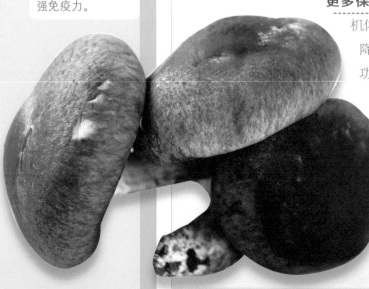

粳米香菇粥
早晚餐食用

开胃助食

开胃助食

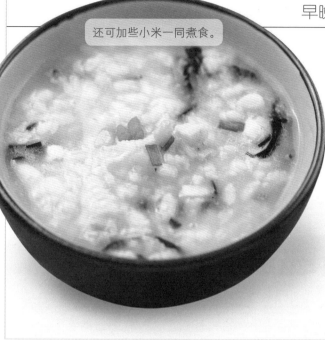

还可加些小米一同煮食。

养胃功效：适合高血压、糖尿病、贫血患者。

原料：粳米 100 克，鲜香菇 6 朵，木耳 3 朵，盐适量。

做法：香菇洗净，在开水中焯一下，捞起切片；木耳用清水泡发，洗净，切小块；粳米淘洗干净，入砂锅，加适量清水，将香菇、木耳也放入砂锅，小火熬到熟烂，加适量的盐调味即可食用。

香菇炒油菜
佐餐食用

益胃助食

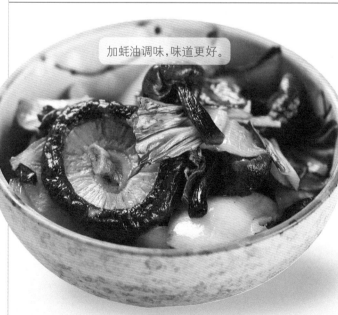

加蚝油调味，味道更好。

养胃功效：降低血脂、解毒消肿。

原料：鲜香菇 8 朵，油菜 50 克、盐、大蒜各适量。

做法：油菜洗净，沥干水分切段；香菇洗净，用开水焯一下，切片；大蒜去皮，洗净，拍碎；油锅烧热后放入大蒜，炒香，然后下香菇，翻炒出香味后入油菜，煸炒片刻，加适量盐调味即可食用。

猴头菇

猴头菇中含有多种氨基酸和丰富的多糖体、多肽类成分，能助消化、益肝脾、消除宿毒，具有保护、调理、修复消化系统的功效。

这样搭配更养胃

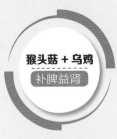

猴头菇 + 乌鸡
补脾益肾

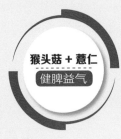

猴头菇 + 薏仁
健脾益气

【这么吃不伤胃】

养脾胃吃法：煲汤、清炖、炒食等均可。

猴头菇是良好的滋补食品，对消化道溃疡有一定疗效。

养脾胃功效： 助消化，健脾胃。

更多保健功效： 缓解神经衰弱、降血脂、益肾精。

注意事项： 对菌类食品过敏者慎食。

猴头菇可助消化，滋补强身。

黄芪猴头菇鸡肉汤
佐餐食用

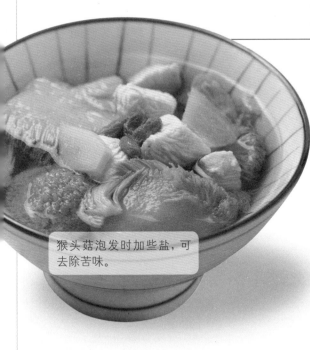

猴头菇泡发时加些盐，可去除苦味。

养胃功效： 保护肠道，调养元气。

原料： 鸡胸肉、干猴头菇各 100 克，枸杞子、盐、料酒、生姜、香油各适量。

做法： 干猴头菇用水泡发，去掉根部，洗净，切成厚片；生姜去皮，洗净，切片；枸杞子洗净；鸡胸肉洗净。将准备好的材料放到砂锅中，加清水适量，大火煮沸；入料酒，小火熬 1 个小时；加适量盐、香油调味即可食用。

菜心炒猴头菇
佐餐食用

养胃功效： 提高机体免疫力，延缓衰老。

原料： 水发猴头菇 300 克，火腿片 20 克，青菜心 120 克，盐、鸡汤各适量。

做法： 将水发猴头菇顺刺切片，入开水锅内焯 10 分钟，捞出，控干水；青菜心洗净，切段；油锅烧热后下火腿片、青菜心段翻炒，放入猴头菇片、鸡汤烧沸，加盐即可食用。

用温水泡发猴头菇效果更佳。

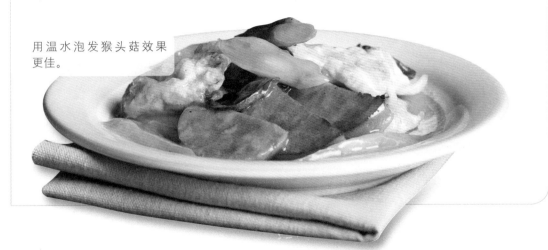

这样搭配更养胃

玉米 + 黄豆
促进肠蠕动

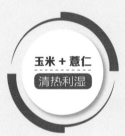

玉米 + 薏仁
清热利湿

玉米 + 豆腐
补气降糖

玉米

玉米中的维生素 B_6、烟酸及丰富的膳食纤维，能刺激肠胃蠕动，防止便秘，促进胆固醇的代谢，加速肠内毒素的排出，可防治便秘、胃炎、肠炎等。

【这么吃不伤胃】

养脾胃吃法：煮、蒸、炒，做成玉米面等均可。

玉米可加强肠蠕动，促进机体废物的排泄。

养脾胃功效： 补气血、健脾胃。

更多保健功效： 防治高血压、高脂血症、脂肪肝等。

注意事项： 胃闷胀气、尿失禁者应少食用。

可刺激肠蠕动，适合便秘患者食用。

胡萝卜玉米粥
早晚餐食用

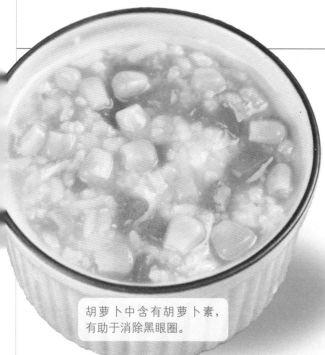

胡萝卜中含有胡萝卜素，有助于消除黑眼圈。

养胃功效： 适合肠胃不畅，经常便秘的人食用。

原料： 玉米粒 50 克，胡萝卜 100 克，粳米 60 克。

做法： 玉米粒洗净；胡萝卜洗净，去皮，切成小块；粳米洗净，用水浸泡 30 分钟；将粳米、胡萝卜块、玉米粒一同放入锅内，加适量水，大火煮沸，转小火继续煮至粳米熟透即可。

松仁玉米
佐餐食用

炒松仁时变色即可，以免影响口感。

养胃功效： 对体虚便秘有一定的食疗作用。

原料： 玉米粒 200 克，松仁 30 克，胡萝卜、青椒各 80 克，盐适量。

做法： 胡萝卜、青椒分别洗净，切丁；松仁洗净，过油，炸酥；油锅烧热，放入玉米粒、胡萝卜丁、青椒丁翻炒，炒熟加盐调味，再倒入预备好的松仁，炒匀即可出锅。

鲫鱼

老年人脾胃虚弱，饮食不香，经常喝点鲫鱼汤能提高脾胃的生理功能，增强身体的免疫能力。对于鲫鱼功效，中医里面有"主胃弱不下食""调味充肠……诸鱼中唯此可常食"等记载。

这样搭配更养胃

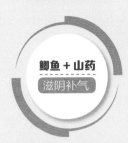

鲫鱼 + 山药
滋阴补气

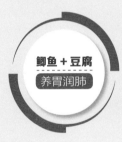

鲫鱼 + 豆腐
养胃润肺

【这么吃不伤胃】

养脾胃吃法：红烧、干烧、清蒸、煲汤均可。

中医认为鲫鱼的主要功效为健脾益气，经常食用益体补人。

养脾胃功效： 补气血、健脾胃。

更多保健功效： 产后催乳、抗衰老、补肾等。

注意事项： 感冒发热者不宜食用，素有内热者食用鲫鱼易生疮疡，应该不吃或少吃。

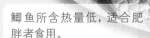

鲫鱼所含热量低，适合肥胖者食用。

当归鲫鱼汤
佐餐食用

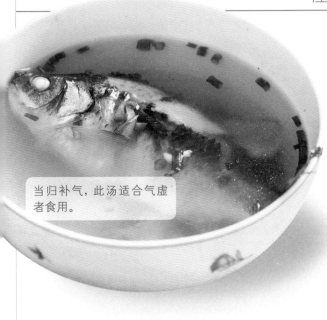

当归补气，此汤适合气虚者食用。

养胃功效： 当归、鲫鱼二者搭配食用，可滋养肠胃，增强抗病能力。

原料： 当归 10 克，鲫鱼 1 条，盐、葱花各适量。

做法： 将鲫鱼洗净，去内脏和鱼鳞；洗好后，在鱼身上涂抹少量盐，腌 10 分钟；用水把当归洗净，在热水中浸泡 30 分钟；将鲫鱼与当归一同放入锅内，加入泡过当归的水，炖煮至熟，撒上葱花即可。

荷兰豆烧鲫鱼
佐餐食用

养胃功效： 有健脾利湿、和中开胃、活血通络之功效。

原料： 荷兰豆 30 克，鲫鱼 1 条，黄酒、酱油、白糖、姜片、葱段、盐各适量。

做法： 将鲫鱼洗净，去内脏和鱼鳞；荷兰豆洗净，切段；将鲫鱼放入油锅中煎至金黄色；加入黄酒、酱油、白糖、姜片、葱段、荷兰豆和适量的水，将鲫鱼烧熟，加盐调味即可。

荷兰豆一定要煮熟透，否则容易中毒。

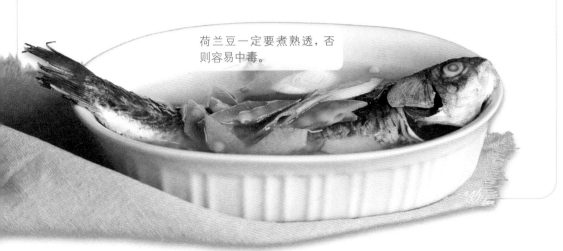

这样搭配更养胃

山药 + 羊肉
补脾止泻

山药 + 四季豆
健脾养胃

山药 + 粳米
健脾益胃

山药

山药能健脾气，也能补肾益精气，还具有收敛作用，为此比较适合脾肾俱虚的腹泻患者食用，能止泻强身。山药还能聪耳明目、强筋骨、安神，也比较适合年老体虚的人。

【这么吃不伤胃】

养脾胃吃法：蒸食、煮粥或炖菜，都很适合。

山药中所含的淀粉酶、多酚氧化酶等成分，有利于人体消化吸收，具有健脾补肺、益胃补肾的功效。

养脾胃功效： 助消化，健脾胃。

更多保健功效： 补肾、降血糖、补肺等。

注意事项： 山药有一定的收敛作用，凡有湿热及大便燥结者不宜食用。

给山药去皮时可戴手套，以防过敏。

山药粥
早晚餐食用

滋润
胃黏膜

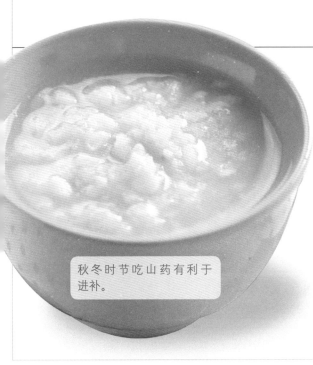

养胃功效： 适宜慢性胃炎患者食用。

原料： 山药 50 克，粳米 100 克。

做法： 山药洗净，去皮，切小块，放入锅中煮 10 分钟，捞出捣成泥；粳米洗净后，泡 30 分钟；将粳米放入锅内，加水并用大火煮沸，转小火慢煮，再将山药泥放入，一同煮至米熟即可。

秋冬时节吃山药有利于进补。

山药排骨汤
佐餐食用

保护胃壁

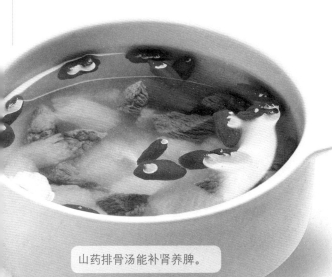

养胃功效： 适宜慢性肠炎患者食用。

原料： 山药 150 克，排骨 250 克，姜片、枸杞子、盐各适量。

做法： 山药去皮，洗净，切滚刀块；汆烫排骨；锅内放水，加排骨，大火烧开,10 分钟后加入山药块、姜片、枸杞子煮至排骨熟透，加盐调味即可。

山药排骨汤能补肾养脾。

红薯

脾胃气虚的人脸色不好，不妨吃点红薯。对于红薯的功效，中医里面有这样的记载："食补脾胃，益气力，御风寒，益颜色。"红薯能补脾胃，增强脾胃的气血化生作用，使肌肤得养，有助于改善脾胃气虚所致的"面子问题"。

这样搭配更养胃

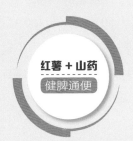

红薯 + 山药
健脾通便

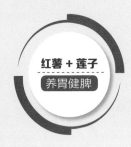

红薯 + 莲子
养胃健脾

【这么吃不伤胃】

养脾胃吃法：可熬粥、蒸煮、煲汤食用。

红薯要烧熟烧透，以破坏其中的气化酶，使淀粉分解成麦芽糖，才更利于胃肠消化吸收；且红薯不宜冷吃和空腹吃。

养脾胃功效：补中和血、益气生津、健脾胃、通便秘。

更多保健功效：抗衰老、减肥、降血压。

注意事项：红薯含淀粉较多，同时能刺激胃肠蠕动，因此慢性肠胃炎患者不宜食用。

红薯缺乏蛋白质和脂肪，不宜单一食用。

栗子红薯排骨汤
佐餐食用

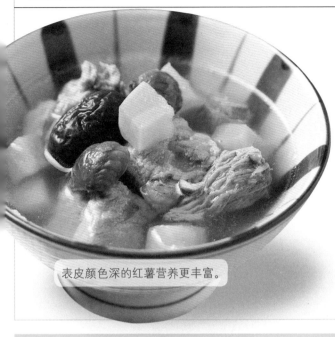

表皮颜色深的红薯营养更丰富。

养胃功效： 具有健脾通便的功效，适用于便秘者。

原料： 去壳栗子100克，红薯1个，排骨400克，红枣4颗，生姜、料酒、盐各适量。

做法： 红薯去皮，切块；栗子、红枣分别洗净；生姜去皮，洗净，切片；将准备好的材料都放到砂锅中，加适量清水，大火煮沸，放入料酒，小火熬熟，加适量盐调味即可。

红薯百合粥
早晚餐食用

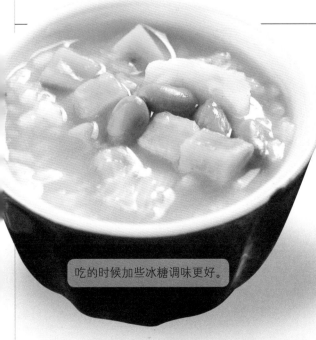

吃的时候加些冰糖调味更好。

养胃功效： 有补脾益气、通便的功效。

原料： 粳米50克，红薯半个，百合、青豆各适量。

做法： 将红薯洗净后，去皮切成块；青豆洗净，百合洗净，粳米淘洗干净；将粳米淘净后，加入红薯块、百合、青豆，慢慢煮至熟烂即可。

这样搭配更养胃

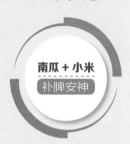

南瓜＋小米
补脾安神

南瓜＋玉米
健脾益气

南瓜＋大麦
滋阴健脾
降血糖

南瓜

南瓜性温，能补中益气，比较适合久病气虚、脾胃虚弱者食用。南瓜不仅能补中益气，还可促进肠胃蠕动，帮助食物消化。南瓜也比较适合胃溃疡患者食用，因为南瓜含果胶，能使胃黏膜免受粗糙食品的刺激，有利于胃溃疡愈合。

【这么吃不伤胃】

养脾胃吃法：熬粥、煲汤、做糕点等均可。

南瓜既是蔬菜，又能作为主食，还可以把南瓜烘烤干后磨成粉，用温开水调匀后服用，都是养胃的好方式。

养脾胃功效：补中益气，健脾暖胃。

更多保健功效：保护视力，控制血糖，排毒，防便秘。

注意事项：南瓜性温，胃热者、气滞中满者、内有湿热者少吃。

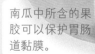

南瓜中所含的果胶可以保护胃肠道黏膜。

南瓜粥
早晚餐温热食用

保护胃黏膜

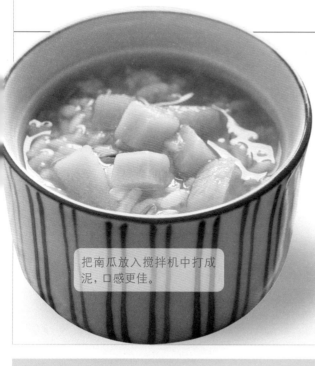

把南瓜放入搅拌机中打成泥，口感更佳。

养胃功效： 具有滋阴补肾、健脾止渴、降血糖的功效，适用于糖尿病、冠心病、高血压、肥胖症等患者。

原料： 南瓜 100 克，粳米 50 克。

做法： 南瓜去皮，洗净，切小块；粳米淘净。将粳米和南瓜放入锅中，加清水适量，大火煮沸，小火熬到熟烂即可食用。

玉米南瓜饼
当主食食用

适合脾胃虚弱者

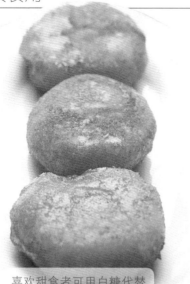

喜欢甜食者可用白糖代替盐、葱花。

养胃功效： 具有健脾益气、解毒降糖的功效，适用于慢性胃炎、糖尿病、营养不良性水肿、习惯性便秘、痔疮出血等患者。

原料： 玉米粉 500 克，南瓜 300 克，盐、葱花各适量。

做法： 将南瓜去皮、瓤，洗净后切成细丝，放入盆内，加入玉米粉、葱花、盐和适量水，拌匀成稀糊状；油锅烧热，用勺盛糊入锅内，摊成饼，烙至两面金黄即成。

这样搭配更养胃

牛肉 + 白萝卜
补脾益气

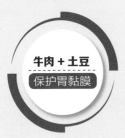

牛肉 + 土豆
保护胃黏膜

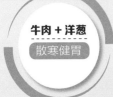

牛肉 + 洋葱
散寒健胃

牛肉

脾胃气虚若比较严重，会影响对脾胃的升提固摄作用，导致脾胃下垂，影响脾胃消化吸收功能，出现腹胀、胃痛、食欲缺乏等问题。脾胃气虚者适当吃点牛肉能预防脾胃下垂。牛肉还能补中益气、滋养脾胃，适用于中气下陷、气短体虚者。

【这么吃不伤胃】

养脾胃吃法：煲汤、清炖、炒食等均可。

牛肉的纤维组织较粗，适宜横切，不仅易熟，而且易于胃肠消化吸收；牛肉每周吃1~2次即可。

养脾胃功效：补脾胃、益气血、强筋骨。

更多保健功效：增强免疫力、补血、抗衰老。

注意事项：部分肾病患者不宜食用牛肉。牛肉属于高蛋白食品，部分肾炎患者食用可能会加重肾脏负担，甚至导致病情加重。

成人每天食用不要超过150克。

牛肉炖南瓜
佐餐食用

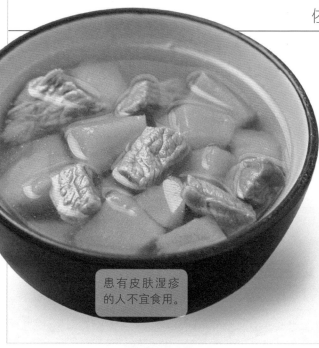

患有皮肤湿疹的人不宜食用。

养胃功效： 补中益气、滋养脾胃、强健筋骨。

原料： 牛肉 200 克，南瓜 400 克，盐、料酒各适量。

做法： 牛肉洗净，切块，放入沸水中焯一下；南瓜去皮，洗净，切块；将处理好的牛肉放入砂锅中，加适量热水，大火煮，入料酒，小火煮 40 分钟，放入南瓜，炖到熟烂，加适量盐调味即可食用。

牛肉桂圆汤
佐餐食用

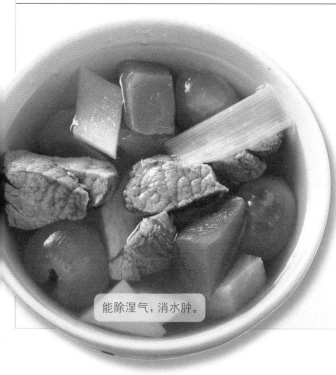

能除湿气，消水肿。

养胃功效： 补肾益精、益气养血。

原料： 牛肉 150 克，胡萝卜半根，白萝卜半根，桂圆肉 5 颗，生姜、葱、盐各适量。

做法： 牛肉、胡萝卜、白萝卜洗净切块；生姜洗净、切片；葱洗净，切成长段。锅中水烧沸，投入牛肉块、胡萝卜块、白萝卜块，用中火煮八成熟，倒出。锅下油，放入姜片、葱段爆香，加入牛肉、胡萝卜、白萝卜、清汤、桂圆肉煮烂，入盐，再煮 5 分钟即可食用。

党参

脾胃气虚者往往不思饮食，或是吃得比较少，导致身体消瘦、面色萎黄。党参能补气健脾，增强脾胃功能，调节胃肠运动，改善中气不足导致的体虚倦怠、食少便溏等症。

这样搭配更养胃

党参 + 母鸡
补气养血

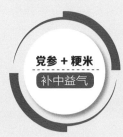

党参 + 粳米
补中益气

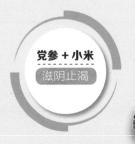

党参 + 小米
滋阴止渴

【这么吃不伤胃】

养脾胃吃法：煲汤、煮粥、炒菜等均可。

党参为桔梗科植物党参、素花党参或川党参等的干燥根。有补中益气、止渴、健脾益肺、养血生津的功效。

养脾胃功效： 健脾益气、增强免疫力，还能促进胃黏液分泌，对胃黏膜起到一定的保护作用。

更多保健功效： 补气血、治疗四肢乏力。

注意事项： 实证、热证禁用。

党参以根条肥大粗壮、香气浓、嚼之无渣者为佳。

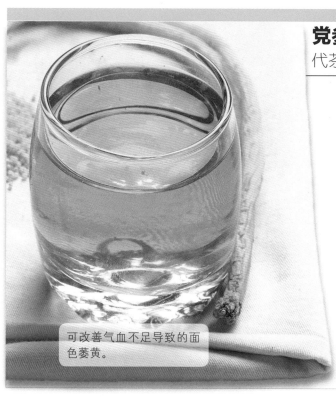

可改善气血不足导致的面色萎黄。

党参小米茶
代茶饮服，隔日1剂

适用于慢性萎缩性胃炎

养胃功效： 健胃补脾、养阴止渴、助消化。

原料： 党参 10 克，炒小米 30 克。

做法： 将党参、炒小米加 1000 毫升水，煮至 500 毫升即可食用。

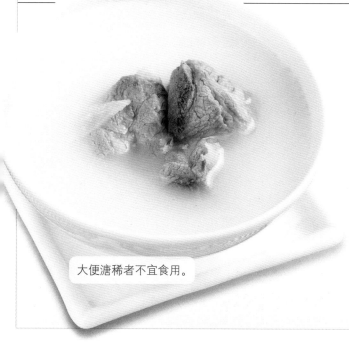

大便溏稀者不宜食用。

当归党参排骨汤
佐餐食用

调节肠胃蠕动

养胃功效： 健脾益气、补气血。

原料： 排骨 500 克，党参 10 克，当归 5 克，生姜、盐各适量。

做法： 排骨洗净，剁成小块，用沸水氽过；党参、当归洗净备用；生姜洗净，切片；将准备好的材料都放到砂锅中，加适量清水，大火煮沸，小火煮至排骨熟烂，加适量盐调味即可食用。

这样搭配更养胃

人参 + 干姜
补气健脾

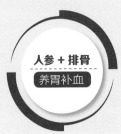

人参 + 排骨
养胃补血

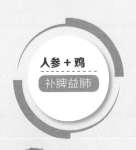

人参 + 鸡
补脾益肺

发热时不宜食用。

人参

吃不下东西、没有精神、浑身疲倦、身体虚弱，往往与脾胃气虚有关系。人参补气，能让脾胃气不虚，增强运化功能，迅速补充体力，促进全身新陈代谢，提高免疫力。

【这么吃不伤胃】

养脾胃吃法：炖、嚼、冲、泡等均可。

人参比较适合秋冬季节食疗，春夏季节不宜食用，容易上火。

养脾胃功效： 大补元气、补脾益肺。

更多保健功效： 适宜于肺气虚弱引起的短期喘促，脾气不足引起的倦怠乏力、食少便溏、失眠等症。

注意事项： 体质壮实的人，不要用其食疗，以防生火。人参服用应适量，过量服用会导致闭气，出现胸闷、腹胀等症。

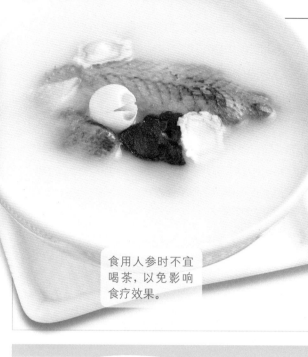

人参鹌鹑汤
佐餐食用

增强运化能力

养胃功效： 健脾养胃、益气养血。

原料： 人参 5 克，莲子 10 颗，鹌鹑 1 只，生姜、料酒、盐各适量。

做法： 鹌鹑宰杀，洗净；人参洗净，莲子洗净；生姜洗净，切片。砂锅中放入适量水，入鹌鹑、莲子、人参、姜片，大火煮沸，烹入料酒，小火煲 40 分钟，加入适量盐调味即可食用。

食用人参时不宜喝茶，以免影响食疗效果。

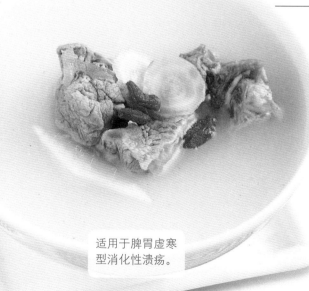

人参枸杞子羊肉汤
午餐食用

对消化性溃疡有益

养胃功效： 益气养血、健脾养胃。

原料： 人参 3 克，枸杞 10 克，羊肉 250 克，姜片、盐各适量。

做法： 将人参切片；羊肉焯水。砂锅中放入适量水，入羊肉、姜片、人参，大火煮沸后转小火煲 20 分钟，加入枸杞、盐即可食用。

适用于脾胃虚寒型消化性溃疡。

经络养脾胃

经络是内连五脏六腑、外通四肢百骸的整套网状系统。用经络来影响相应的脏腑，可起到调整其功能的重要作用。虚弱型的脾胃不调可以通过按摩中脘穴、公孙穴或者艾灸足三里穴或脾俞穴来达到治疗的效果。

按摩中脘穴促进消化

脾胃气虚，消化吸收功能不好，容易腹胀，不妨经常按揉中脘穴。中脘穴能振奋脾胃之气，使其运化功能正常发挥。经常按揉中脘穴可以治疗脾胃气虚所导致的腹胀、胃灼热、嗳气等问题，对于胃炎、胃痛、胃下垂、胃及十二指肠溃疡都有一定的辅助治疗作用。

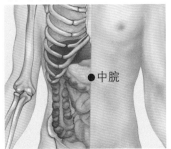
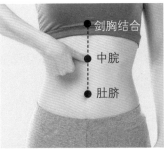
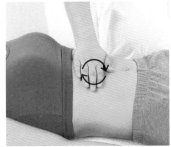

精准定位：在上腹部，脐中上 4 寸，前正中线上。

快速找穴：在上腹部，肚脐中央与剑胸结合连线的中点处即是。

按摩方法：双掌重叠或单掌按压在中脘穴上，顺时针按揉，每次可按揉 5 分钟。

按揉公孙穴防治厌食

公孙穴是脾经上的穴位，可以培补脾气，改善脾胃气虚所致的多种问题。对于公孙穴的功效，中医里面有这样的记载："凡好太息，不嗜食，多寒热，汗出，病至则善呕，呕已乃衰，即取公孙及井俞。"可见，公孙穴可改善脾胃气虚所导致的厌食、呕吐等症。

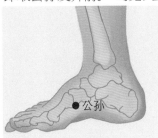
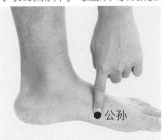
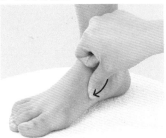

精准定位：在跖区，第 1 跖骨底的前下缘赤白肉际处。

快速找穴：足大趾与足掌所构成的关节内侧，弓形骨后端下缘凹陷处即是。

按摩方法：用拇指指腹进行按摩，每次按揉时间不少于 3 分钟。

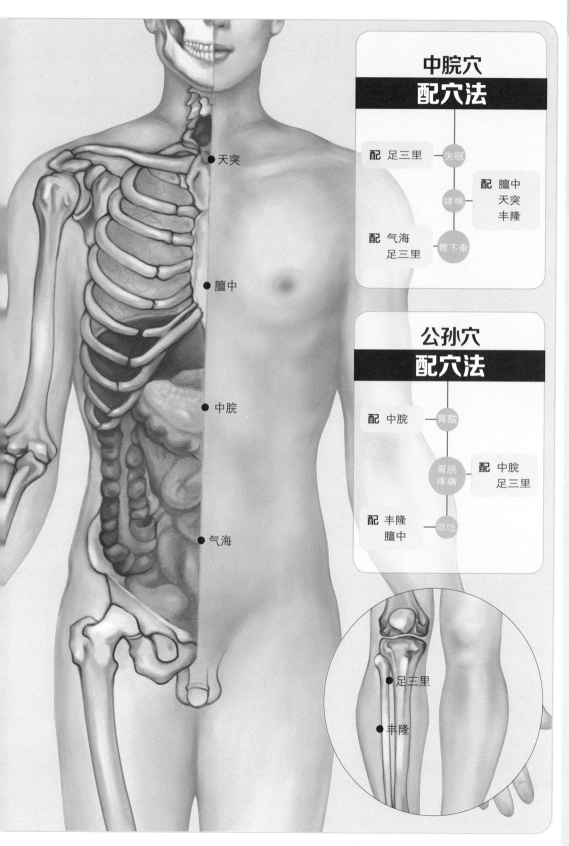

天突

膻中

中脘

气海

中脘穴
配穴法

配　足三里 —— 失眠

哮喘 —— 配　膻中
　　　　　天突
　　　　　丰隆

配　气海 —— 胃下垂
　　足三里

公孙穴
配穴法

配　中脘 —— 胃酸

胃脘疼痛 —— 配　中脘
　　　　　　　足三里

配　丰隆 —— 呕吐
　　膻中

足三里

丰隆

温和灸足三里穴能让面色好起来

足三里穴是胃经上的穴位，有调理脾胃、补中益气、增强免疫力的作用。脾胃虚的人可经常对足三里穴进行刺激，来改善食欲缺乏、身体消瘦、面色萎黄、腹泻等由脾胃气虚导致的多种问题。对足三里穴进行刺激，可采用艾灸的方法。

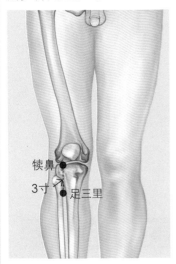

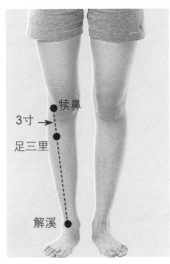

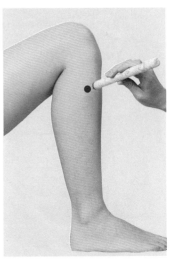

精准定位：小腿前外侧，犊鼻穴下3寸，胫骨前嵴外1寸。

快速找穴：犊鼻穴与解溪穴连线上，犊鼻穴下3寸处。

艾灸方法：用艾条温和灸10~15分钟，每天1~2次。

温和灸脾俞穴能治疗脾胃疾病

脾俞穴为脾气输注之处，是治疗脾脏疾病的关键穴位。

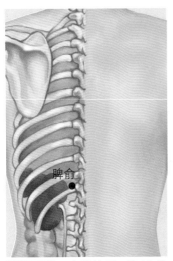

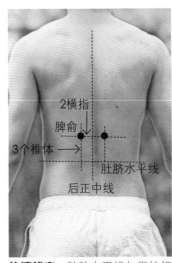

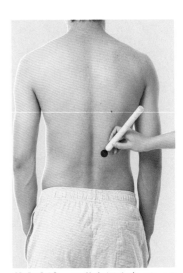

精准定位：在脊柱区，第11胸椎棘突下，后正中线旁开1.5寸。

快速找穴：肚脐水平线与脊柱相交椎体处，上推3个椎体，上缘旁开约2横指处。

艾灸方法：用艾条温和灸10~15分钟，每天1~2次。

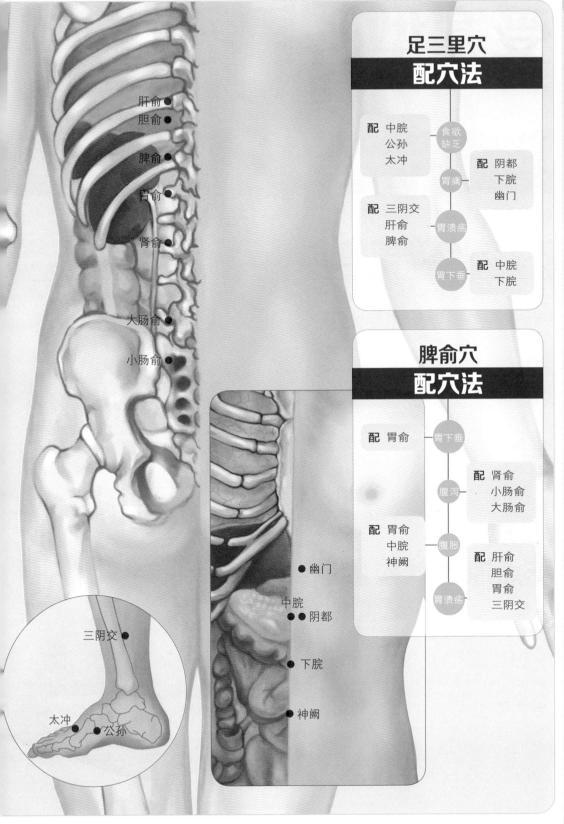

足三里穴
配穴法

配　中脘
　　公孙
　　太冲

配　三阴交
　　肝俞
　　脾俞

食欲缺乏

胃痛 ── 配　阴都
　　　　　　下脘
　　　　　　幽门

胃溃疡

胃下垂 ── 配　中脘
　　　　　　下脘

脾俞穴
配穴法

配　胃俞 ── 胃下垂

腹泻 ── 配　肾俞
　　　　　小肠俞
　　　　　大肠俞

配　胃俞
　　中脘
　　神阙

腹胀 ── 配　肝俞
　　　　　胆俞
　　　　　胃俞
　　　　　三阴交

胃溃疡

肝俞
胆俞
脾俞
胃俞
肾俞
大肠俞
小肠俞

幽门
中脘
阴都
下脘
神阙

三阴交
太冲　公孙

受寒型脾胃不适

受寒型的人常不适应吃寒凉的食物，吃点凉的就拉肚子，脘腹痛而喜温喜按，经常腹鸣、易呕、畏寒肢冷、舌苔白、泛吐清水、胃纳呆滞。

典型症状

受寒型脾胃不适典型症状的具体表现如下，可根据自身情况与其对照。

不喜欢吃寒凉的食物

脾胃对食物的消化吸收功能需要脾胃阳气的参与。若是阳气虚，脾胃的动力就弱，消化吸收功能受损，易导致脾胃疾病。若是脾胃阳气不足，在脾胃受寒的情况下进食生冷食物，会加重脾胃的不适感，所以脾胃受寒的人一般不喜欢吃寒凉的食物。

常见的寒凉食物

食物分类	食物举例
谷物	小麦、大麦、荞麦、薏仁、绿豆等
蔬菜	苦瓜、番茄、茭白、荸荠、竹笋、空心菜、香椿、莴笋等
水果	桑葚、甘蔗、梨、西瓜、柿子、香蕉等
海产品	螃蟹、蛤蜊、生蚝等
肉类	鹅肉、兔肉、猪肉等

吃点凉的就拉肚子

有的人只要吃点凉的就拉肚子，大便清稀如水样，还会有腹痛、肠鸣、食少等症。若是任何时间均可腹泻，主要与脾阳不足、脾胃受寒有关。若是腹泻一般发生在天明之前，主要和肾阳不足有关系。阳气不足，阴寒内盛，导致水谷不能消化，就会出现腹泻。

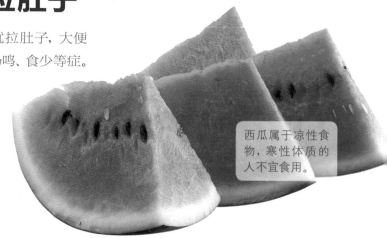

西瓜属于凉性食物，寒性体质的人不宜食用。

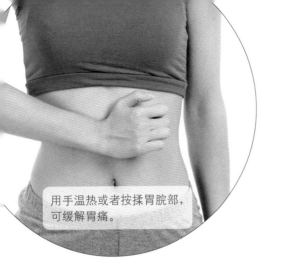
用手温热或者按揉胃脘部,可缓解胃痛。

泛吐清水

与胃阳气不足,寒邪偏重,导致脾气不升,胃气不降,胃气上逆有关。

易呕

脾胃虚寒不能运化水谷,导致胃失和降、胃气上逆,则易呕。

脘腹痛而喜温喜按

脘腹痛是以胃脘及腹部疼痛为主要表现。疼痛的时候用热水袋敷一下或者是将手搓热放到上面,疼痛会有所缓解。这样的疼痛主要与脾阳不足、脾胃受寒有关系。寒气内聚,脾胃气行不畅,消化吸收功能下降,加上寒气刺激,导致胃痛频发,在天气寒凉或者是吃了寒凉食物之后会有所加重。

胃纳呆滞

胃接受和容纳食物的功能称作"胃主受纳"。若是进食后有饱滞感或者是不思饮食就是中医里面所说的胃纳呆滞。胃纳呆滞往往与脾阳不足、脾胃受寒有关系。对此,中医有"不能食者,胃中元气虚也"一说。胃纳呆滞与肾阳不足也有密切关系。肾阳不能助脾阳一臂之力,脾胃失于温煦,导致胃纳呆滞。

舌苔白

从舌苔了解脾胃的健康状况可以从两方面来看:一方面是舌苔的颜色;一方面是舌苔的润滑度。若是舌苔的颜色发白,并且舌苔较滑,则表明体内有寒湿。若是舌苔白而厚腻,则痰湿重。若是舌苔黄腻,表明有湿热。

胃痛

若是胃脘疼痛与脾阳不足、脾胃受寒有关系的话,给予一定的热力刺激则有助于舒畅脾胃气机,增强脾胃的消化吸收功能,使疼痛缓解。另外,用手在胃部按一按,也能舒畅滞气,缓解疼痛。

经常肠鸣

正常情况下,肠鸣声低弱而和缓,是听不见的。若是肠鸣声比较响则为肠胃不和的表现。脾胃受寒,脾胃气机运行不畅,气机紊乱则导致肠鸣如雷。除了肠鸣外,还会有腹胀、食少等症。

畏寒肢冷

中医认为,脾的清阳之气能充养四肢,维持四肢的功能活动。若是脾阳不足,阳气不得调达,四肢失养,则畏寒肢冷。

养脾胃食疗方

受寒型脾胃不适的人适宜多吃温热食物，本书提供了一些食材与食谱，可在日常饮食中尝试制作。

这样搭配更养胃

韭菜 + 猪肉
健脾养血

韭菜 + 白酒
温阳行气

韭菜

韭菜性温，能健脾气，暖胃。韭菜散发出一种独特的辛香气味，能疏调肝气，增进食欲，增强消化功能。

【这么吃不伤胃】

养脾胃吃法：可以炒食、煮粥、做馅料等。

韭菜能行气导滞，防止胃气上逆，预防反胃。春天吃点韭菜还能祛阴散寒。

养脾胃功效： 健脾、健胃，防止胃气上逆，预防反胃。

更多保健功效： 具有提神、止汗、固涩等功效。

注意事项： 韭菜含膳食纤维较多，不易消化吸收，一次不宜吃太多，以防导致腹泻，每次的食用量最好控制在 200 克以内。

消化不良的人吃韭菜易导致胃灼热。

韭菜粥

早晚餐食用

预防反胃

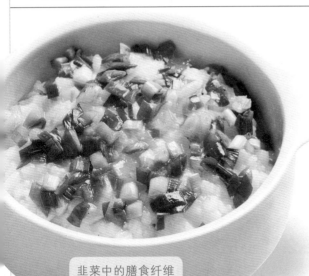

韭菜中的膳食纤维
可预防便秘。

养胃功效： 可行气导滞，防止胃气上逆。

原料： 韭菜 50 克，粳米 100 克，盐适量。

做法： 韭菜洗净，切小段待用；粳米淘洗干净，入砂锅，加适量清水，用大火烧开，再用小火煮半小时，直到粥熟烂，把切好的韭菜段放入，加盐拌匀即可食用。

韭菜炒豆芽

佐餐食用

促进肠道蠕动

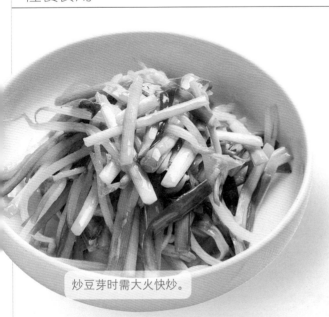

炒豆芽时需大火快炒。

养胃功效： 可改善神经衰弱，消除疲劳。

原料： 韭菜、绿豆芽各 50 克，葱末、姜丝、盐各适量。

做法： 绿豆芽洗净，沥水；韭菜择洗干净，切成段；油锅烧热后下入葱末、姜丝爆香，再放入绿豆芽煸炒几下；下入韭菜段翻炒均匀，加入盐调味即可食用。

红糖

红糖指甘蔗经压榨、蒸煮等制作步骤，浓缩形成的带蜜糖。其含有多种维生素和矿物质，如铁、锌、锰、铬等，营养成分比白砂糖高很多。

这样搭配更养胃

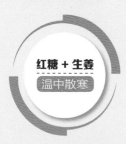

红糖 + 生姜
温中散寒

红糖 + 山楂
消食和中

红糖 + 陈皮
理气健脾

【这么吃不伤胃】

养脾胃吃法：一般用作烹调的调味品。

红糖有很好的健脾暖胃、活血化瘀作用。

养脾胃功效： 可益气、缓中、散瘀、健脾暖胃。

更多保健功效： 具有补血、抗衰老、防治痛经等功效。

注意事项： 素有痰湿、腹胀、食欲不振者不宜食用。

每天可食用 30 克左右，过量食用易患龋齿。

焦山楂红糖茶
分3次饭前代茶饮

适用于产后腹泻

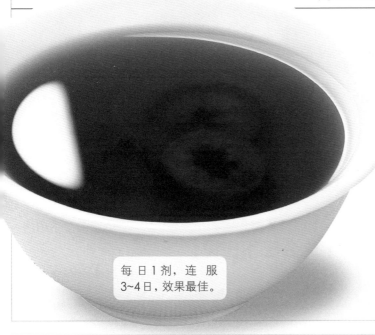

养胃功效： 可消食和中。

原料： 红茶3克，焦山楂10克，红糖适量。

做法： 红茶泡水后滤出茶叶，放入焦山楂、红糖水煎取汁。也可加1~2片生姜同用。

每日1剂，连服3~4日，效果最佳。

芝麻红糖饮
每日1剂

散寒暖胃

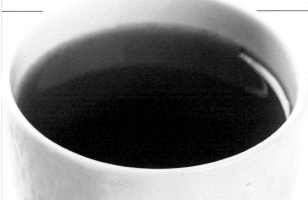

养胃功效： 具有温补脾肾、固摄冲任的功效。

原料： 黑芝麻60克，红糖100克，米酒20毫升，肉桂5克。

做法： 将肉桂浸入米酒中1日；将黑芝麻淘净晾干，炒熟，趁热冲入米酒，然后加红糖拌匀即成。

连服7日，可有疗效。

这样搭配更养胃

生姜 + 葱
温胃散寒

生姜 + 绿茶
利湿和胃

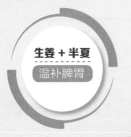

生姜 + 半夏
温补脾胃

生姜

生姜具有发汗解表、温中散寒、和胃止呕的功效，适用于脾胃虚弱、水肿、消渴、痢疾、便血等。

【这么吃不伤胃】

养脾胃吃法：主要用于炒、拌、泡等。

生姜能促进消化液的分泌，抑制肠内异常发酵及促进肠内积气的排出。

养脾胃功效： 可抑制肠胃细菌的滋生、健脾暖胃。

更多保健功效： 防止感冒、消炎平喘、缓解胆结石症。

注意事项： 多汗者、阴虚内热者、肝炎患者忌食，患有眼疾、疮疡和痔疮者不宜多食，孕妇慎食。

现代药理研究证明，生姜能促进消化液的分泌。

生姜粥
早晚餐食用

适用于慢性支气管炎

养胃功效：可暖脾胃。

原料：姜片 6 克，粳米（或糯米）100 克。

做法：将姜片同粳米（或糯米）洗净后同煮为粥。

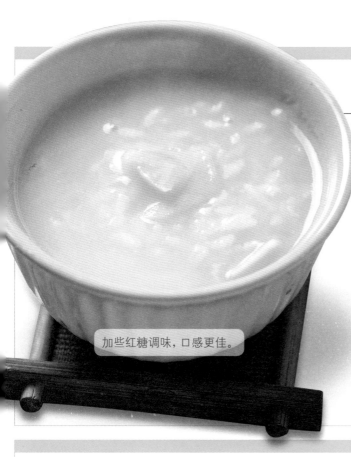

加些红糖调味，口感更佳。

姜汁砂仁饮
每日 1 剂，分次服用

适用于急性胃炎

养胃功效：具有醒脾、通滞气的功效。

原料：姜汁 20 毫升，砂仁 4 克。

做法：将砂仁加水煎煮 4 分钟，取汁，调入姜汁即成。

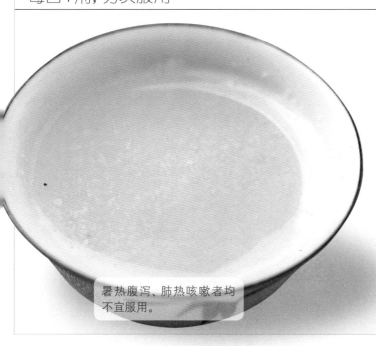

暑热腹泻、肺热咳嗽者均不宜服用。

砂仁

砂仁具有化湿、行气、温中、安胎的功效，适用于脘腹胀闷、消化不良、恶心呕吐、腹痛泻痢、胎动不安等。

这样搭配更养胃

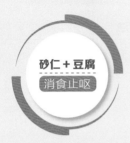

砂仁 + 豆腐
消食止呕

砂仁 + 鲫鱼
健脾利湿

砂仁 + 牛肚
健脾养胃

【这么吃不伤胃】

养脾胃吃法：一般用来炖汤和煮粥。

砂仁有很好的补中益气功效。

养脾胃功效： 砂仁水提液能化湿行气、温中止呕，有促进胃肠蠕动的作用。

更多保健功效： 可辅助治疗慢性胆囊炎，治疗小儿厌食，改善小儿疳积。

注意事项： 阴虚血燥、火热内炽者慎服。

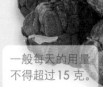

一般每天的用量不得超过15克。

二花砂仁茶
代茶频饮

有助消化

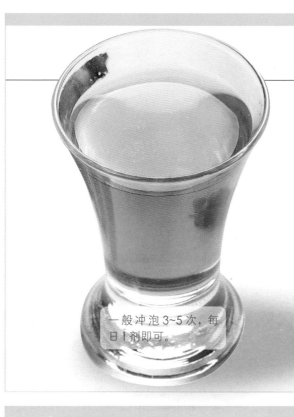

一般冲泡3~5次，每日1剂即可。

养胃功效： 有疏肝理气、和胃消食的功效。

原料： 玫瑰花、合欢花各5克，砂仁2克。

做法： 玫瑰花将开放时采摘，及时低温干燥；合欢花在每年6~7月份采摘，小火烘干；砂仁打碎；将玫瑰花、合欢花、砂仁一同放入有盖杯中，用沸水冲泡，加盖闷3分钟。

砂仁乳鸽汤
佐餐食用

开胃利湿

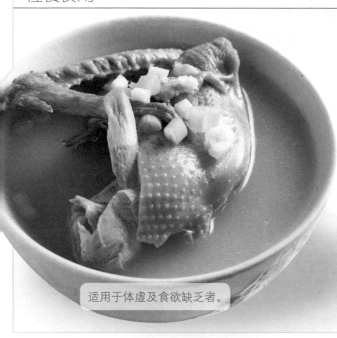

适用于体虚及食欲缺乏者。

养胃功效： 具有醒脾开胃、利湿止呕的功效。

原料： 砂仁6克，乳鸽1只，胡椒20克，姜片、葱花、盐各适量。

做法： 将乳鸽处理干净；油锅烧热，用姜片、葱花爆乳鸽至微黄；加水和胡椒，大火煮沸，改为小火煲2小时；放入砂仁(打碎)，再继续煲20分钟，加盐调味即成。

茴香

茴香有大茴香和小茴香之别。大茴香即八角茴香，小茴香的种实是调味品，茎叶部分也可以食用。茴香不仅能除肉中腥味，还能除寒暖胃、健胃行气，促进消化液分泌，增加胃肠蠕动，增强食欲。

这样搭配更养胃

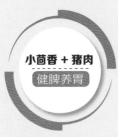

小茴香 + 猪肉
健脾养胃

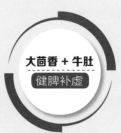

大茴香 + 牛肚
健脾补虚

大茴香 + 牛肉
健脾和胃

【这么吃不伤胃】

养脾胃吃法：可做包子馅、饺子馅、馅饼等。

茴香也有暖胃止痛功效。

养脾胃功效： 可除寒暖胃，健胃行气，促进消化液分泌，增强胃肠蠕动，增强食欲。

更多保健功效： 可散寒、行气、止痛。

注意事项： 患有眼痛、活动性肺结核者、糖尿病、干燥综合征、胃热便秘者都要禁止食用小茴香。

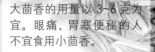

大茴香的用量以 3~6 克为宜。眼痛、胃寒便秘的人不宜食用小茴香。

茴香粥
早晚代餐食用

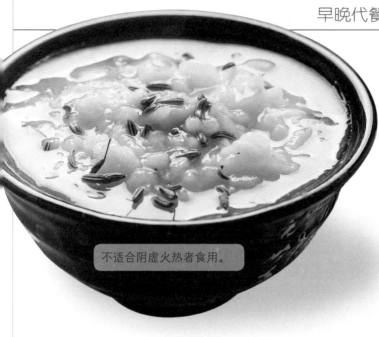

不适合阴虚火热者食用。

养胃功效： 可健胃
行气。

原料： 小茴香 10 克，
粳米 50 克。

做法： 小茴香择净，水
煎取汁；粳米淘洗干
净，入小茴香汁一同煮
粥；熟后食用。

二香饮
代茶饮

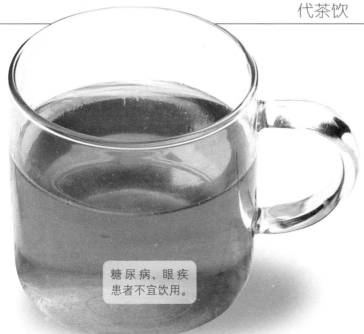

糖尿病、眼疾
患者不宜饮用。

养胃功效： 可暖胃
止痛。

原料： 大茴香、小茴香
各 6 克。

做法： 将以上材料一
同放入砂锅中，加适量
清水，大火煮沸，小火
煮 20 分钟，代茶饮。

这样搭配更养胃

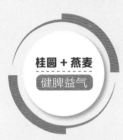

桂圆 + 燕麦
健脾益气

桂圆 + 红豆
利水除湿

桂圆 + 花生
健脾养胃

每天食用量最好在5颗以内。

桂圆

桂圆肉入心脾两经，能补益心脾，滋养气血，适合久病体虚或老年体衰者，可改善面色苍白或萎黄、倦怠乏力、心悸气短等症。

【这么吃不伤胃】

养脾胃吃法：煮汤、泡茶、熬粥均可。

桂圆肉性温，有暖脾胃作用，适合脾胃虚寒者食用。

养脾胃功效：可暖脾胃。

更多保健功效：可补养心脾，安神助眠等。

注意事项：桂圆性热，脾胃有火或者是内有湿热的人应忌服。孕妇忌大量食用，以防引起流产及早产。

桂圆红枣粥
早晚代餐食用

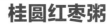
增加食欲

养胃功效： 可改善心脾两虚。

原料： 桂圆 5 颗，红枣 2 颗，粳米 100 克。

做法： 红枣洗净，去核；粳米淘洗干净；桂圆去壳。将准备好的材料放到电饭煲中煮粥，煮到粳米熟烂即可食用。

糖尿病患者不宜食用。

桂圆银耳粥
早晚代餐食用

养胃安神

养胃功效： 可补气益胃。

原料： 桂圆 5 颗，银耳半朵，粳米 100 克，莲子、红枣各适量。

做法： 桂圆取出果肉，洗净；银耳用清水泡发，洗净，撕小朵；莲子、红枣洗净；粳米淘洗干净。将准备好的材料一同煮粥，煮熟即可食用。

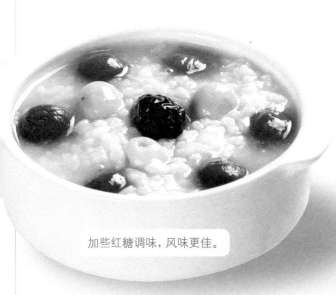
加些红糖调味，风味更佳。

这样搭配更养胃

荔枝 + 山药
补血滋脾

荔枝 + 红豆
利水除湿

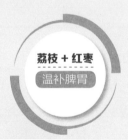

荔枝 + 红枣
温补脾胃

荔枝

荔枝味甘，能补脾胃之气，其性温，也有温中健脾功效，比较适合脾胃虚寒的人食用。

【这么吃不伤胃】

养脾胃吃法：可直接食用或煮粥、煲汤等。

荔枝可改善脾胃虚寒导致的食欲不佳、大便溏薄等症。

养脾胃功效： 可补脾益肝、温中止痛。

更多保健功效： 可理气补血、补心安神等。

注意事项： 民间有"一颗荔枝三把火"的说法，荔枝的火气比较大，为此一次性不可食用太多，每次吃五六颗就可以了。食用过多会出现烦热、口渴、恶心乏力等上火症状。出血病患者、孕妇以及小儿均应忌食或少食。

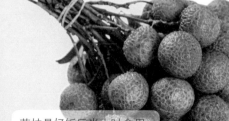

荔枝最好饭后半小时食用。

荔枝粥
早晚代餐食用

增加食欲

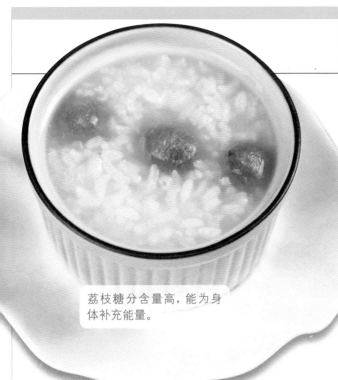

荔枝糖分含量高，能为身体补充能量。

养胃功效：可改善心脾两虚。

原料：荔枝肉 10 克，粳米 100 克，冰糖适量。

做法：将荔枝去壳取肉，粳米淘洗干净，加清水适量和荔枝一起煮粥，待熟时调入冰糖，再煮沸即成。

桂圆银耳荔枝粥
早晚代餐食用

改善大便溏薄

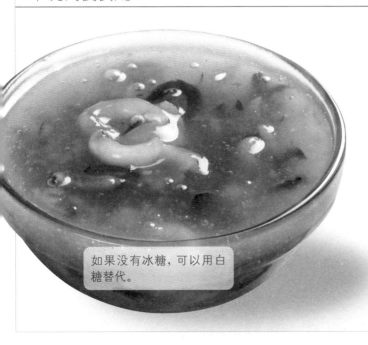

如果没有冰糖，可以用白糖替代。

养胃功效：可温中健脾。

原料：荔枝 5 颗，红枣 2 颗，粳米 100 克，冰糖适量。

做法：荔枝取出果肉，红枣洗净后撕碎，粳米淘洗干净；将准备好的材料一同煮粥，煮熟后加适量的冰糖调味即可食用。

这样搭配更养胃

羊肉 + 白萝卜
和胃化湿

羊肉 + 山药
健脾止泻

羊肉 + 豆腐
温阳补肾

羊肉

羊肉具有益气补虚、御寒保暖、温中暖肾、生肌增力等功效。所含的维生素 A 能保护胃肠黏膜，防治胃肠病。

【这么吃不伤胃】

养脾胃吃法：可以炒食、煮粥、煲汤等。

羊肉肉质细嫩，易于消化，常吃可以增强体质，提高抵抗疾病的能力。

养脾胃功效： 可保护胃黏膜、温胃散寒。

更多保健功效： 可理气补血、补心安神等。

注意事项： 羊肉属于发物，炎热夏季不宜多吃，以免上火，发热或皮肤病患者要慎食。患有肝病、高血压病、急性肠炎或其他感染病的患者也不宜过多食用羊肉。

羊肉是冬季御寒和进补壮阳的佳品。

羊肉山药汤

佐餐食用

増强
胃动力

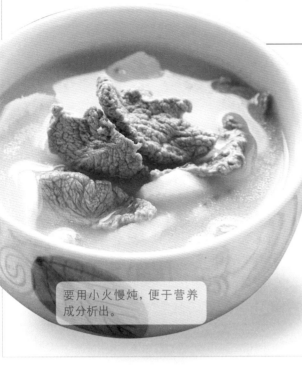

要用小火慢炖，便于营养成分析出。

养胃功效：可补气健脾。

原料：羊肉 500 克，山药 1 小段，料酒、姜片、盐各适量。

做法：羊肉洗净切片，开水略氽；山药去皮，洗净，切块。将准备好的材料都放到砂锅中，加适量清水，倒入料酒，大火煮沸，小火熬到熟烂，加适量盐调味即可食用。

羊肉粥

一周食用两三次即可

保护胃壁

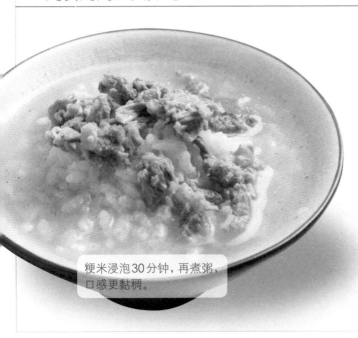

粳米浸泡30分钟，再煮粥，口感更黏稠。

养胃功效：可暖胃，补肾阳。

原料：羊肉 150~250 克，粳米、盐、葱花各适量。

做法：羊肉洗净，切小块；粳米淘洗干净；将羊肉和粳米一同放入砂锅中，加适量清水，大火煮沸，小火煮到熟烂，加适量盐调味，撒上葱花即可食用。

草果

脾胃内有寒湿易呕时可用草果来进行食疗。其性温，入脾、胃二经，有燥湿除寒之功。

这样搭配更养胃

草果 + 乌鸡
健脾止泻

草果 + 豆蔻
暖胃散寒

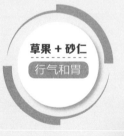

草果 + 砂仁
行气和胃

【这么吃不伤胃】

养脾胃吃法：可用其做汤、炖肉、熬粥等。

草果对于脘腹冷痛、食积不化，或饮食不香、呕吐反胃者都比较适合。

养脾胃功效： 可促进消化、缓解胃痛、增加食欲。

更多保健功效： 有燥湿除寒、消食化痰的功效。

注意事项： 内有湿热的人不宜食用。

草果有去除膻腥的作用，可在炖肉时加入一些。

草果炖鸡
佐餐食用

防止腹泻

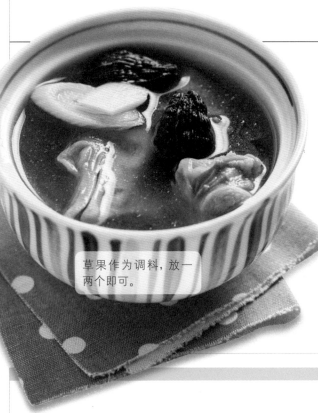

草果作为调料，放一两个即可。

养胃功效： 可健脾止泻。

原料： 草果1个，鸡半只，葱、姜、盐各适量。

做法： 鸡处理干净剁成块；草果洗净，拍裂；姜切成片，葱切成段；将准备好的材料放到砂锅中，大火煮沸后，转小火炖至鸡肉烂熟，再加适量盐即可。

草果羊肉粥
早晚代餐食用

增强
胃动力

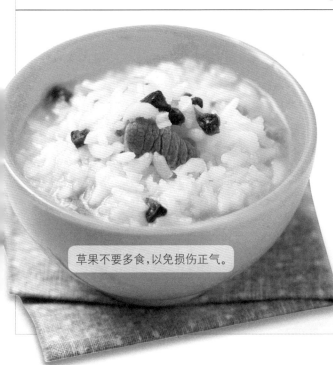

草果不要多食，以免损伤正气。

养胃功效： 可暖胃补阳。

原料： 草果2个，羊肉80克，粳米100克，盐、葱花、料酒各适量。

做法： 羊肉洗净，切丁，加盐、料酒腌匀；粳米淘净；草果洗净，拍破；将羊肉丁、草果、粳米放入锅内，加水适量，熬到熟烂，放入盐、葱花调味即成。

这样搭配更养胃

肉豆蔻 + 乌鸡
健脾止泻

肉豆蔻 + 南瓜
健脾益气

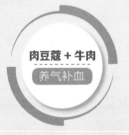

肉豆蔻 + 牛肉
养气补血

肉豆蔻

肉豆蔻为肉豆蔻科植物肉豆蔻的种仁，其性温，有暖胃除寒的功效。胃寒可导致胃痛，肉豆蔻能暖胃，寒气被除掉，胃自然不痛。

【这么吃不伤胃】

养脾胃吃法：常用做调味料。

肉豆蔻对冷痢、脘腹胀痛、食少呕吐、宿食不消等也有效。

养脾胃功效： 可促进消化、缓解胃痛、暖胃除寒。

更多保健功效： 有燥湿除寒、消食化痰的功效。

注意事项： 该品用量不宜过大，过量会引起中毒，出现神昏、瞳孔散大、惊厥等症。其用量一般不超过7克，做调味品的话一般用1粒就可以了。

肉豆蔻可去除膻腥味，但要注意用量。

肉豆蔻茶
一日1剂

缓解胃痛

养胃功效： 可暖胃驱寒。

原料： 红枣5颗，肉豆蔻1粒。

做法： 将准备好的材料放到水杯中，用适量开水冲泡，加盖闷5分钟即可饮用。

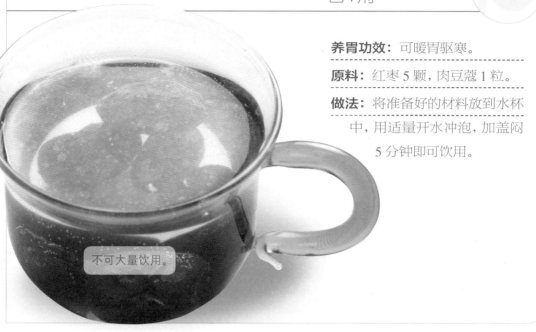

不可大量饮用。

肉豆蔻土豆炖牛肉
佐餐食用

增加食欲

养胃功效： 可健脾和胃。

原料： 土豆1个，牛肉200克，胡萝卜1根，肉豆蔻1粒，姜片、料酒、酱油、白糖、盐、葱段各适量。

做法： 牛肉洗净，切块；将牛肉块放到锅中，加葱段、姜片和清水，倒料酒，中火煮至水开，撇掉浮沫，移到高压锅中煲1小时；土豆、胡萝卜去皮，洗净，切块，放入高压锅中，放肉豆蔻、酱油、白糖、盐各适量，炖到熟烂、收浓汤汁即可。

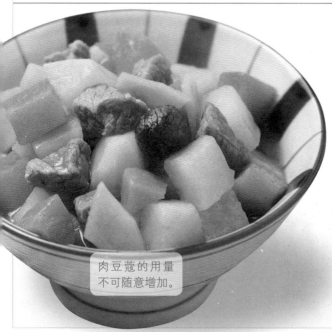

肉豆蔻的用量不可随意增加。

胡椒

胡椒性热，不仅是常用的调味品，也能起到暖脾胃功效。《本草纲目》记载："大辛热，纯阳之物，肠胃寒湿者宜之。"

这样搭配更养胃

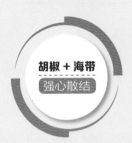

胡椒 + 海带
强心散结

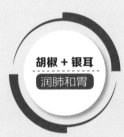

胡椒 + 银耳
润肺和胃

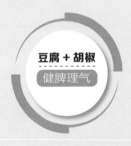

豆腐 + 胡椒
健脾理气

【这么吃不伤胃】

养脾胃吃法：烹调时作为调味料使用。

胡椒能改善脾胃寒所引起的腹痛、胃寒吐水等。胡椒还能驱除胃肠道积气，促进消化。

养脾胃功效： 可暖肠胃、促消化。

更多保健功效： 有温中、下气的功效。

注意事项： 食用胡椒应适量。服用过量的胡椒对胃黏膜有刺激作用，不利于脾胃健康。

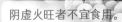

阴虚火旺者不宜食用。

胡椒羊肉汤
佐餐食用

驱除
胃肠积气

养胃功效： 可促进消化。

原料： 胡椒 3 克，羊肉 200 克，料酒、盐、生姜片各适量。

做法： 羊肉洗净，切块；生姜片洗净。将准备好的材料都放到砂锅中，加适量清水，烹入料酒，大火煮沸，小火煮至羊肉熟烂，加适量盐调味即可。

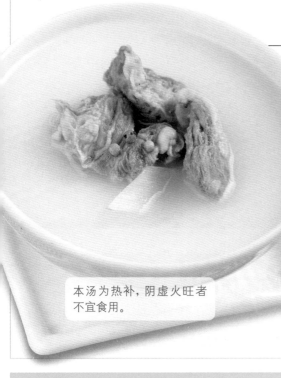

本汤为热补，阴虚火旺者不宜食用。

胡椒粥
早晚代餐食用

缓解胃痛

养胃功效： 对治疗脾胃阳虚导致的脘腹疼痛非常有效。

原料： 胡椒 5 克，粳米 50 克，盐适量。

做法： 粳米淘洗干净，胡椒洗净；将胡椒和粳米一同放入砂锅中，加适量清水，大火煮沸后，小火熬到熟烂，即可食用；也可以将胡椒研碎末，等粥煮熟后调入粥中食用。

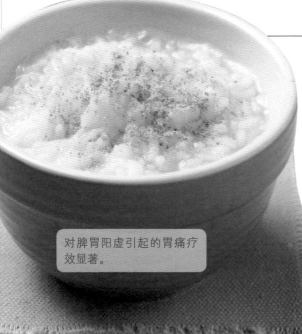

对脾胃阳虚引起的胃痛疗效显著。

这样搭配更养胃

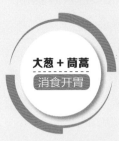

大葱 + 茼蒿
消食开胃

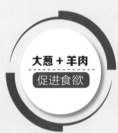

大葱 + 羊肉
促进食欲

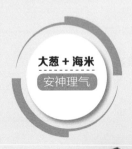

大葱 + 海米
安神理气

体热多汗者不宜食用。

大葱

大葱味辛，性微温，能助阳气，祛除脾胃中的寒气，增进食欲，可用于脾胃受寒引起的疼痛、痉挛症状。是厨房烹饪的主要佐料。

【这么吃不伤胃】

养脾胃吃法：大葱可做调味料、煮粥、煎汤。

大葱含有微量元素硒，有抗氧化、抗衰老功效，还能修复受损细胞，提高免疫力。

养脾胃功效： 可驱寒暖胃、增进食欲。

更多保健功效： 有通阳、发汗的功效。

注意事项： 每次不可食用过多，以防损目。

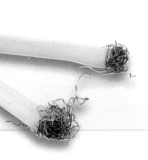

葱姜调味粥
早晚代餐食用

增加
胃动力

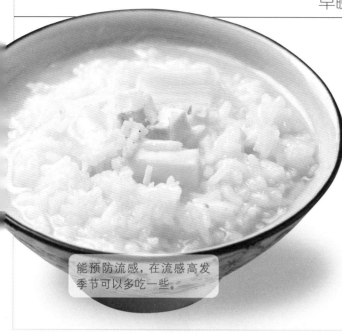

能预防流感，在流感高发
季节可以多吃一些。

养胃功效： 可增进食欲。

原料： 大葱 1 根，生姜 5 片，茯苓 20 克，粳米 100 克，盐适量。

做法： 将上述各材料洗净；大葱去叶，切小段；生姜去皮，切碎。将所有材料放入锅中，加水煮粥，最后起锅时放盐调味。

大葱炒鸡蛋
佐餐食用

增进食欲

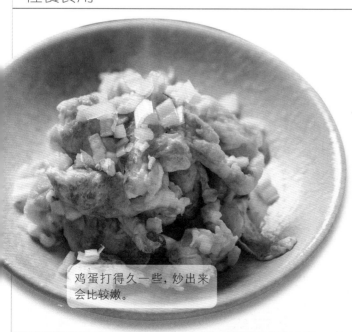

鸡蛋打得久一些，炒出来
会比较嫩。

养胃功效： 可散寒理气。

原料： 大葱半根，鸡蛋 2 个，盐适量。

做法： 将鸡蛋打散，放入适量盐；大葱去皮，洗净，切碎。点火，油锅烧热，放入大葱，煸炒出香味后放入打散的鸡蛋，煸炒到呈金黄色时即可停火。

经络养脾胃

受寒型脾胃不适的人一旦脾胃受寒就容易腹泻，时常艾灸经络能改善这种体质。

艾灸命门穴,让生命力更强大

刺激命门穴能让生命之火强大起来，从而起到除寒暖胃的功效。若是脾胃虚寒的话就可以经常对此穴位进行艾灸，来助阳健脾胃。对这个穴位进行艾灸，还能使人体精力充沛，减轻疲劳感。

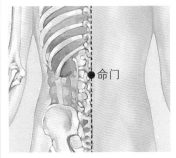 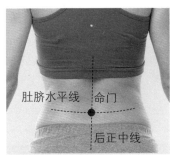 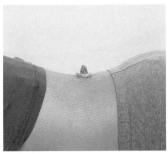

精准定位：在脊柱区，第 2 腰椎棘突下凹陷中。

快速找穴：肚脐水平线与后正中线交点，按压有凹陷处。

艾灸方法：隔姜灸，每次灸 5~7 壮，每天可灸 1~2 次。

隔姜灸气海穴,全身都能暖

对于气海穴的功效，古人曾经说过"气海一穴暖全身"这样一句话，可见气海穴能补阳暖身。对气海穴进行艾灸，能起到除寒暖胃的功效，可改善脾胃阳气不足、寒邪内停所导致的手脚冰凉、腹泻、腹胀、水肿等症。

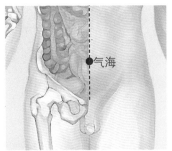 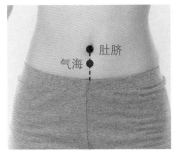 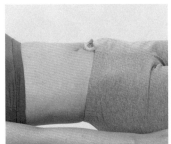

精准定位：在下腹部，脐中下 1.5 寸，前正中线上。

快速找穴：在下腹部，前正中线上，肚脐中央向下约 2 横指处即是。

艾灸方法：隔姜灸，每次灸 5~7 壮，每天可灸 1~2 次。

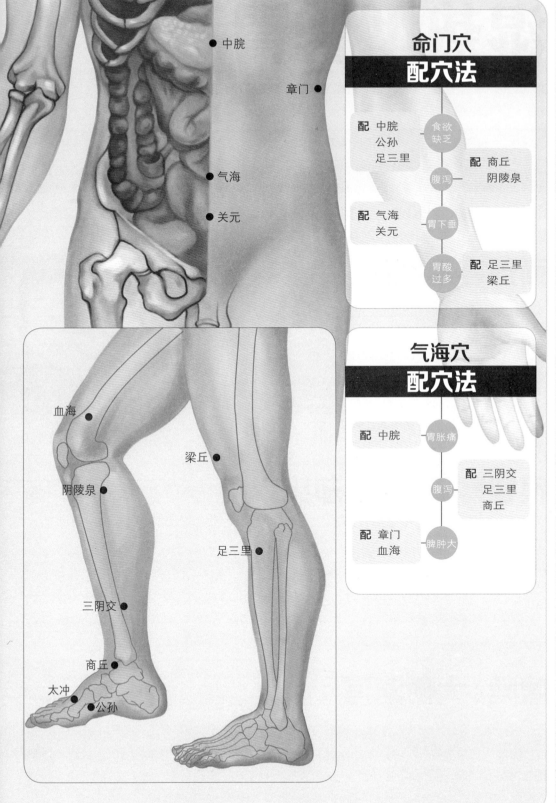

中脘

章门

气海

关元

血海

梁丘

阴陵泉

足三里

三阴交

商丘

太冲

公孙

命门穴
配穴法

配	中脘 公孙 足三里	食欲缺乏		
		腹泻	配	商丘 阴陵泉
配	气海 关元	胃下垂		
		胃酸过多	配	足三里 梁丘

气海穴
配穴法

配	中脘	胃胀痛		
		腹泻	配	三阴交 足三里 商丘
配	章门 血海	脾肿大		

湿热型脾胃不适

湿热型的人面部容易发热；很容易饿，能吃却比较瘦；嗜睡、大便溏泻；舌苔黄腻；身重肢倦；腹胀；女性白带异常；容易口臭。

典型症状

如果出现了湿热型典型症状也不用担心，本节会教你如何调节湿热体质导致的脾胃不适。

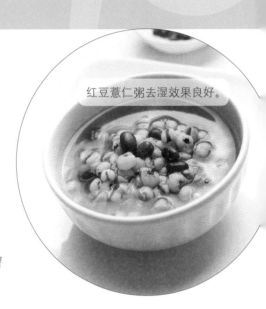

红豆薏仁粥去湿效果良好。

面部容易发热

《黄帝内经》里面讲："面热者足阳明病。"足阳明也就是足阳明胃经。面部是胃经循行所过之处，若是胃里面有火，火气会沿着胃经而上。火具有炎热之性，胃火上炎到面部，自然就会出现面部容易发热的问题。胃里面的火气大，主要因为饮食不节，所以饮食上要少吃辛辣食物，由此来使胃火一点点降下来。

很容易饿，能吃却比较瘦

有的人动不动就饿，能吃却很瘦，这与胃里面火大有关系。中医里面将这种问题称为"消谷善饥"。《黄帝内经》中说："气盛则身以前皆热，其有余于胃，则消谷善饥，溺色黄。"气有余就是火，火大的人全身发热，若是胃里面火大，就会出现容易饿的问题，此外尿色发黄也是一个典型的症状。胃火大，吃到胃里的食物很快被消化排空，就容易饿。胃火大，一方面会影响脾胃的消化吸收功能，也易致津血弱，阳火不断灼津，使津血日渐虚弱，所以需要清除胃火。

嗜睡、大便溏泻

中医认为睡眠与阴阳有关系。《黄帝内经》中说："阳气盛则瞋目，阴气盛则瞑目。"这句话的意思就是体内阳气盛的时候，我们处于清醒状态，体内阴气盛的情况下会进入睡眠状态。湿是阴邪，若是体内有湿，会使脾气的上升受阻，由此导致人嗜睡。湿邪也会使脾胃没有运化动力，食物得不到有效消化，就会出现大便溏泻的问题。

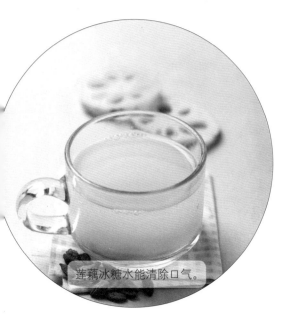

莲藕冰糖水能清除口气。

舌苔黄腻

舌苔黄腻的舌象为苔色黄而黏腻，如同有黄色粉末涂在舌面上一样。中医认为舌苔黄腻是湿热上蒸于舌所导致的。为此，针对舌苔黄腻的问题应用清热、化湿的方法。可食用一些诸如茯苓、冬瓜皮、红豆、薏仁、玉米须、白扁豆、鲤鱼等药食两用之品来清除湿热。

腹胀

湿邪内停，就易引起腹胀。湿邪也会影响脾阳的运化功能和脾胃的气机升降功能，气滞则加重腹胀。对此，《黄帝内经》里面有"湿胜则濡泄，甚则水闭胕肿"的记载。

容易口臭

湿邪不利于脾胃气机的升降，脾气不升，胃气不降，则易导致口臭。口臭者饮食要相对清淡，避免吃生冷、刺激性食物，多喝水，多食蔬菜水果，保持充足睡眠。可用中药佩兰泡茶喝，能起到化湿健胃的功效。每次冲泡10克代茶饮即可。

女性白带异常，腿脚容易水肿

湿邪具有下注的特点，《黄帝内经》中有"伤于湿者，下先受之"。体内有湿的人一般白带会比较黏，若是湿热的话则白带发黄，甚至呈碎渣状。另外，易导致腿脚水肿。

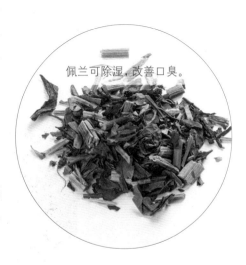

佩兰可除湿，改善口臭。

身重肢倦

湿邪具有重浊、黏滞之性，易导致脾胃不运。体内有湿热，会出现身重肢倦，身体不清爽的感觉。只有恢复脾胃正常的运化功能，去除身体里面的水湿，身体才能清爽起来。

养脾胃食疗方

湿热的人需要祛火、利湿，用食疗改善湿热体质的优点在于不会将湿、火去得过快。

这样搭配更养胃

赤小豆 + 鲫鱼
健脾养胃

赤小豆 + 茯苓
清热化湿

赤小豆 + 山药
健脾养胃

赤小豆

赤小豆是红色的，所以也有人将其称为红小豆。中医认为赤小豆具有利水养心的作用，适合体内有湿热的水肿患者食用，也适合心火旺盛的人。

【这么吃不伤胃】

养脾胃吃法：用于煮饭、煮粥、做馅料。

赤小豆淀粉含量较高，蒸后呈粉沙状，而且有独特的香气，故常用来做豆沙。

养脾胃功效： 可健脾养胃、润肠通便。

更多保健功效： 利水消肿、解毒排脓。

注意事项： 赤小豆能利尿除湿，所以尿频的人不宜多食。阴虚而无湿热者忌食。

赤小豆不同于红豆，略带毒性，不可多食。

赤小豆粥
早晚餐食用

利水除湿

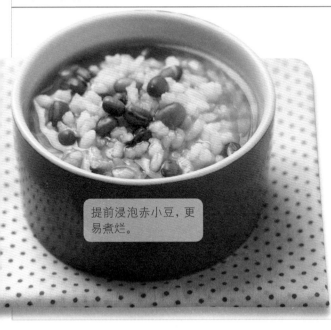

提前浸泡赤小豆，更易煮烂。

养胃功效： 具有利水消肿、排湿的功效。

原料： 赤小豆 20 克，粳米 50 克，冰糖适量。

做法： 将赤小豆放入砂锅，快要熟烂时将淘洗好的粳米放入，熬至熟烂，加适量的冰糖调味即可食用。

赤小豆鲫鱼汤
佐餐食用

适合脾胃虚弱者

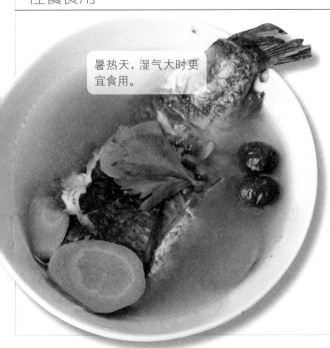

暑热天，湿气大时更宜食用。

养胃功效： 具有去湿、补气养脾的功效。

原料： 赤小豆 100 克，鲜鲫鱼 1 条，胡萝卜、红枣、料酒、盐、芹菜叶各适量。

做法： 将赤小豆清洗干净；鲫鱼洗净去内脏；胡萝卜去皮，切片；红枣洗净。将准备好的材料都放入砂锅中，加适量水，大火煮沸后入料酒，改小火，煮至鱼、豆熟烂，加盐调味，点缀芹菜叶即可食用。

这样搭配更养胃

冬瓜＋薏仁
清热解毒

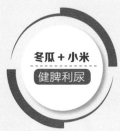

冬瓜＋小米
健脾利尿

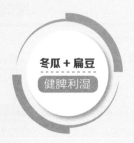

冬瓜＋扁豆
健脾利湿

冬瓜

冬瓜含钠量较低，对高血压、冠心病有一定的辅助治疗作用。且冬瓜中所含的丙醇二酸，能有效地抑制糖类转化为脂肪，加之冬瓜本身不含脂肪，热量不高，适合肥胖者食用。

【这么吃不伤胃】

养脾胃吃法：煮粥或煮汤。

夏季天热，体内湿热者燥热感会有所加重，冬瓜皮能消热解渴，防止被湿热所伤，使食欲不受湿热影响，保护脾胃健康。

养脾胃功效： 可健脾养胃、促进消化、增强食欲。

更多保健功效： 利水消痰、除烦止渴、去湿解暑。

注意事项： 冬瓜皮性寒，所以不适合脾胃虚寒，经常胃痛、便溏的人食用。另外，女子月经来潮期间和寒性痛经者也不适宜食用冬瓜。

冬瓜不含脂肪，营养丰富而且结构合理，为有益健康的优质食物。

冬瓜扁豆排骨汤
佐餐食用

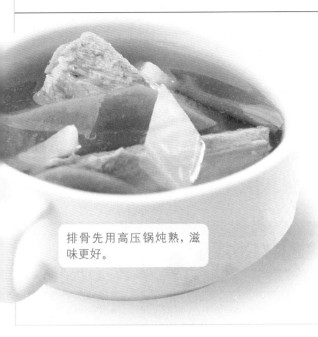

排骨先用高压锅炖熟，滋味更好。

养胃功效： 具有去湿、健脾、补气的功效。

原料： 冬瓜 200 克，排骨 1 根，扁豆、料酒、盐、姜片各适量。

做法： 排骨洗净，开水略汆；冬瓜洗净，去皮，切片；扁豆洗净，切段。砂锅放入清水，放入排骨、扁豆、姜片，大火煮沸，烹入料酒，小火煲到快熟时，加冬瓜煲熟，加盐调味即可。

冬瓜粥
早晚餐食用

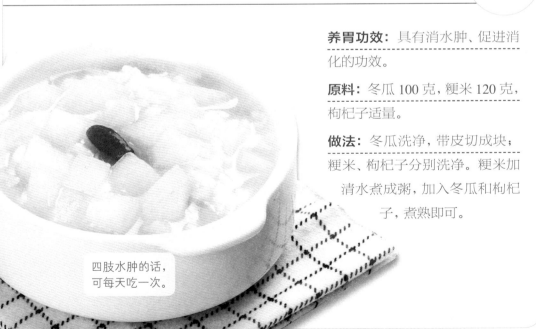

四肢水肿的话，可每天吃一次。

养胃功效： 具有消水肿、促进消化的功效。

原料： 冬瓜 100 克，粳米 120 克，枸杞子适量。

做法： 冬瓜洗净，带皮切成块；粳米、枸杞子分别洗净。粳米加清水煮成粥，加入冬瓜和枸杞子，煮熟即可。

这样搭配更养胃

鸭肉 + 陈皮
滋阴补脾

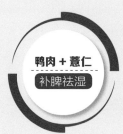

鸭肉 + 意仁
补脾祛湿

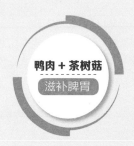

鸭肉 + 茶树菇
滋补脾胃

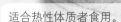
适合热性体质者食用。

鸭肉

鸭肉性寒，能滋阴清热，比较适合胃阴不足、胃火偏大者。鸭肉也能利小便，为此可改善湿热内聚所致的胀满、水肿。

【这么吃不伤胃】

养脾胃吃法：煲汤或者煮粥食用。

体内有热者因津液不足，身体失养，一般都比较消瘦。身体瘦弱的人不妨经常吃点鸭肉，可增强身体的免疫能力。

养脾胃功效： 可改善脾胃虚弱、营养不良，促进消化。

更多保健功效： 能有效防御脚气病、神经炎和多种炎症，还能抗衰老。

注意事项： 用烟熏制的鸭肉最好不要食用，长期食用可致癌。

鸭肉冬瓜汤
佐餐食用

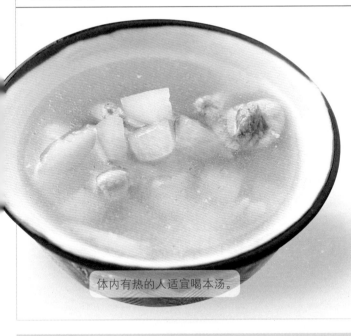

体内有热的人适宜喝本汤。

养胃功效：具有养胃生津、促进食欲的功效。

原料：鸭肉 300 克，冬瓜 100 克，生姜、料酒、盐各适量。

做法：鸭肉洗净，切块，用开水汆一下；冬瓜洗净，切块；生姜洗净，切片。将鸭肉放到砂锅中，加适量清水，大火煮沸，加入姜片，烹入料酒，小火煲到快熟后放入冬瓜，煲熟，加适量盐调味即可食用。

鸭肉粥
早晚餐食用

可帮助
消化

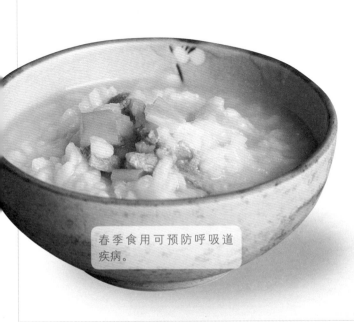

春季食用可预防呼吸道疾病。

养胃功效：具有去火、滋补脾胃的功效。

原料：鸭肉 100 克，粳米 120 克，盐、葱花各适量。

做法：鸭肉洗净，切块；粳米淘洗干净。将鸭肉和粳米一同放入砂锅中，加适量清水，大火煮沸，改小火煮到熟烂，加盐调味，撒上葱花即可食用。

芹菜

芹菜性凉，能清热除烦，其含铁量高，能补血，适合脾胃湿热、气血不足者。芹菜还能刺激胃肠蠕动，润肠通便。

这样搭配更养胃

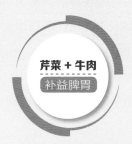

芹菜 + 牛肉
补益脾胃

芹菜 + 土豆
通便润肠

芹菜 + 香菇
益胃和中

【这么吃不伤胃】

养脾胃吃法：可煮粥、炒菜、煲汤等。

老年人、身体虚弱的人、内热烦躁者都可适量食用。春季气候干燥，人往往胃火也比较大，可用芹菜来清热解毒，祛病强身。

养脾胃功效： 可健胃利血、清肠利便。

更多保健功效： 可除烦消肿、凉血止血、解毒宣肺。

注意事项： 芹菜有降血压作用，所以血压低的人要慎食。

血压低的人不宜过多食用。

芹菜拌木耳
佐餐食用

可以开胃

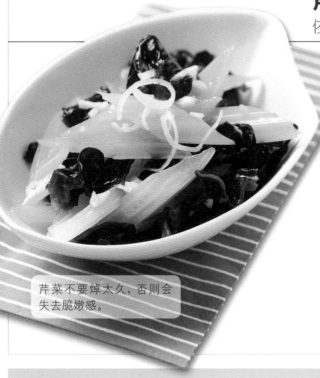

芹菜不要焯太久，否则会失去脆嫩感。

养胃功效： 可健脾、清热去烦。

原料： 木耳2朵，芹菜1棵，香油、白糖、盐、醋各适量。

做法： 木耳泡发，洗净，切小块；芹菜洗净，去叶，切段，用开水略焯，过凉水。将芹菜和木耳放入小盆中，放入香油、白糖、盐和醋拌匀，装盘即可食。

芹菜粥
早晚餐食用

可改善便秘

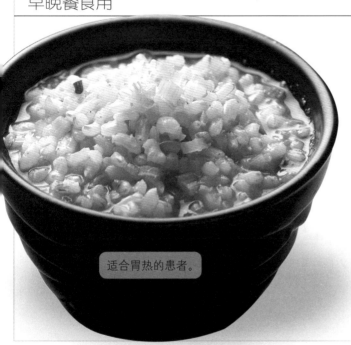

适合胃热的患者。

养胃功效： 可清肠利便。

原料： 芹菜100克，粳米200克，盐适量。

做法： 芹菜洗净，切段，叶子可保留；粳米淘洗干净。二者一同煮粥，熬煮到熟烂后加适量盐调味即可食用。

这样搭配更养胃

蒲公英 + 生姜
清热解毒

蒲公英 + 甘蔗
益气升阳

蒲公英 + 栀子
清热泻火

新鲜的茎叶可做菜，晒干的茎叶可入药。

蒲公英

苦能燥湿、寒可清热，所以用苦寒之品的蒲公英来治湿热之证最为适宜，特别是对各种因湿热而致的胃肠疾病。

【这么吃不伤胃】

养脾胃吃法：嫩苗可炒菜、炖汤、煮粥。

体内有湿热的人，脸上容易长痘痘，可采用外敷的方法。只需要将新鲜的蒲公英洗净、捣碎，敷在脸上即可。

养脾胃功效：可解食毒、散滞气。

更多保健功效：可改善湿热所导致的恶心、舌苔发黄等。

注意事项：平常易过敏的人要慎用，以免会出现荨麻疹、全身瘙痒等症。蒲公英主要是对热证有效，对体寒的人不宜使用，以防引起食欲减退、倦怠、疲乏等症状。

蒲公英茶
代茶饮

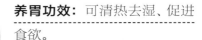
适合消化性溃疡患者

养胃功效： 可清热去湿、促进食欲。

原料： 蒲公英 20 克。

做法： 将蒲公英放入水杯中，用适量开水冲泡饮用。

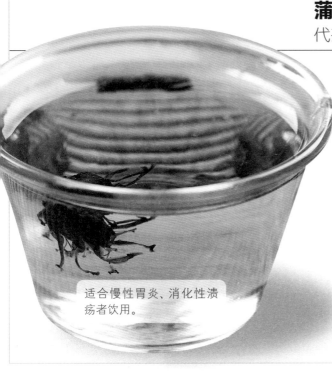

适合慢性胃炎、消化性溃疡者饮用。

蒲公英粥
早晚餐食用

适合慢性胃炎患者

养胃功效： 可养胃去湿热。

原料： 粳米 100 克，新鲜蒲公英 90 克（或干品 40 克）。

做法： 将蒲公英洗净，切碎，加水煎煮，去渣取汁；与淘洗干净的粳米一同放入砂锅，加水适量，大火烧开，再转用小火熬煮熟烂即可食用。

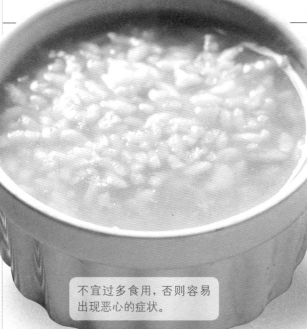

不宜过多食用，否则容易出现恶心的症状。

这样搭配更养胃

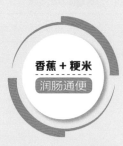

香蕉 + 粳米
润肠通便

香蕉 + 猕猴桃
清热解毒

香蕉 + 牛奶
通便消食

低钠高钾，适合高血压人群食用。

香蕉

胃热的人会有口苦的症状。香蕉性寒，能清热润肠，改善口苦症状。香蕉还能促进肠道蠕动，有助于通便排毒，比较适合胃火大、便秘的人食用。

【这么吃不伤胃】

养脾胃吃法：可直接食用或煮粥、熬羹。

香蕉也有一定的镇静安神功效，若是工作压力大，不妨吃点香蕉来减压。

养脾胃功效： 促进胃肠蠕动、清热。

更多保健功效： 可降血压、缓解皮肤瘙痒。

注意事项： 香蕉有润肠通便的作用，容易腹泻的人最好不要食用。

香蕉百合银耳羹
早晚餐食用

改善便秘

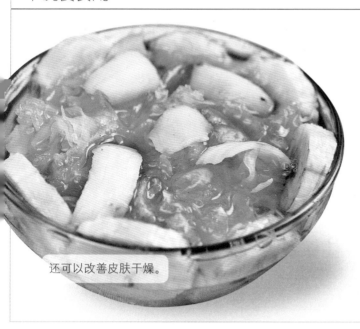

还可以改善皮肤干燥。

养胃功效：可润肺养胃。

原料：香蕉 2 根，百合 30 克，银耳 15 克。

做法：银耳泡发，洗净，撕小块；百合洗净，香蕉去皮，切段；银耳放入碗中，加清水，入蒸笼蒸半小时，然后将百合、香蕉放入碗中，蒸 15 分钟左右即可。

香蕉粥
早晚代餐食用

改善口苦、便秘

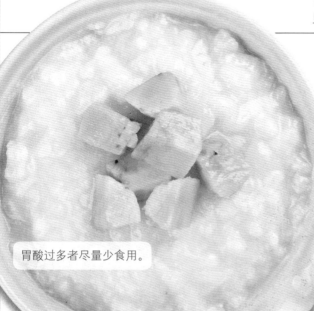

胃酸过多者尽量少食用。

养胃功效：可促进肠道蠕动。

原料：香蕉 1 根，粳米 100 克。

做法：粳米淘洗干净；香蕉去皮切块。将粳米入锅，加适量清水，大火煮沸后改小火熬煮到快熟烂后，加入香蕉，再略煮片刻，即可食用。

竹笋

脾胃有湿热会影响脾胃对水湿的运化功能，会生出痰湿，加重湿热。竹笋性寒，能清热化痰，还能改善脾胃湿热所致的消渴、腹胀等问题。

这样搭配更养胃

竹笋 + 排骨
清热开胃

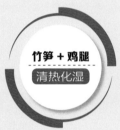

竹笋 + 鸡腿
清热化湿

竹笋 + 花生
健脾养胃

竹笋以鲜采现食为佳。

【这么吃不伤胃】

养脾胃吃法：适用于炒、烧、拌、焓等。

竹笋具有低脂肪、低糖、多膳食纤维的特点，可促进肠胃蠕动。

养脾胃功效： 促进胃肠蠕动、增加食欲。

更多保健功效： 可清热化痰、降低血脂。

注意事项： 食用前应先用开水焯过，以去除笋中的草酸。

香菇竹笋汤
佐餐食用

改善腹胀

养胃功效: 可清热养胃。

原料: 香菇 25 克,竹笋 15 克,金针菇 100 克,盐、姜丝各适量。

做法: 将所有材料洗净。香菇切丝,竹笋切丝。将竹笋丝、姜丝放在汤锅中加适量清水煮 15 分钟,再放香菇丝、金针菇煮 5 分钟,放盐调味即可。

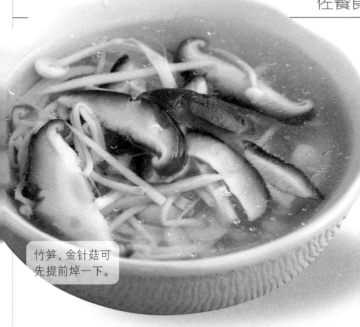

竹笋、金针菇可先提前焯一下。

竹笋炒肉
佐餐食用

改善便秘

养胃功效: 可促进肠道蠕动。

原料: 猪肉、竹笋各 100 克,盐、葱花各适量。

做法: 猪肉洗净,切丝;竹笋处理干净,切丝,用开水焯一下,沥干。油锅烧热,放入猪肉煸炒到出香味后,放入竹笋大火煸炒,再放入葱花、盐,煸炒到熟即可。

先焯一下竹笋,口感更佳。

这样搭配更养胃

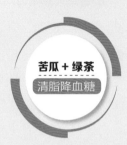

苦瓜 + 绿茶
清脂降血糖

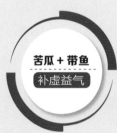

苦瓜 + 带鱼
补虚益气

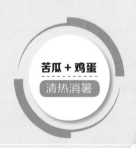

苦瓜 + 鸡蛋
清热消暑

苦瓜性寒，体寒者、经期女性不宜食用。

苦瓜

夏天暑热之气重，有些人会有食欲缺乏的问题。苦瓜中的苦瓜苷和苦味素能增进食欲。苦瓜性寒，有清热消暑的作用。

【这么吃不伤胃】

养脾胃吃法：清炒、凉拌、熬粥均可。

湿热上滞于面部肌肤，则肌肤易生痤疮。苦瓜能清热除湿，可改善湿热导致的痤疮。

养脾胃功效： 增进食欲、健脾开胃。

更多保健功效： 可消炎退热、清热消暑。

注意事项： 一次不可吃太多，以防损伤脾胃。苦瓜是寒凉之品，平素大便溏稀、小便清长、怕冷的人不宜食用，以防导致胃脘不适、腹胀腹痛、呕吐、腹泻等症。

清炒苦瓜
佐餐食用

增进食欲

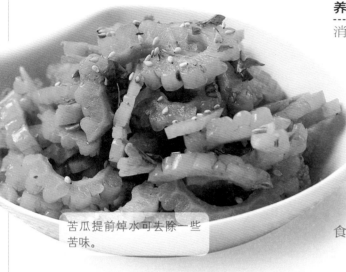

苦瓜提前焯水可去除一些苦味。

养胃功效： 可健脾开胃、清热消暑。

原料： 苦瓜 2 根，小葱、盐、芝麻各适量。

做法： 苦瓜洗净，切片；小葱洗净，切碎末。油锅烧热放入葱末，入切好的苦瓜煸炒片刻，加入适量盐调味，撒上芝麻即可食用。

苦瓜炖银耳
佐餐食用

开胃生津

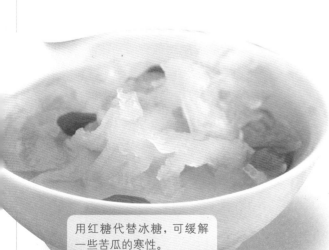

用红糖代替冰糖，可缓解一些苦瓜的寒性。

养胃功效： 可清热解毒、健脾开胃。

原料： 苦瓜半根，银耳 3 朵，枸杞子、冰糖各适量。

做法： 苦瓜洗净，切块；银耳用温水泡开；将苦瓜、银耳一起放入锅中，大火煮沸，加入枸杞子、冰糖，待苦瓜、银耳炖熟即可食用。

茯苓

中医认为茯苓药性平和，能健运脾气，改善脾气虚弱、运化无力所致的脘腹胀满、大便溏泻、食欲缺乏、肢倦乏力等。

这样搭配更养胃

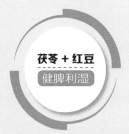

茯苓 + 红豆
健脾利湿

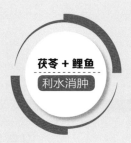

茯苓 + 鲤鱼
利水消肿

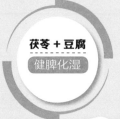

茯苓 + 豆腐
健脾化湿

【这么吃不伤胃】

养脾胃吃法：可煮粥、煲汤、做成糕点等。

现代研究发现，茯苓含有三萜类、多聚糖类及胆碱、卵磷脂、钾、镁等，有很好的利水渗湿作用。

养脾胃功效： 增进食欲、缓解腹胀、改善脾气虚弱。

更多保健功效： 可止咳平喘、增强免疫力。

注意事项： 茯苓具有利尿作用，因此尿频的人不宜食用。

茯苓药性平和，利水而不伤正气。

茯苓莲子粥
早晚代餐食用

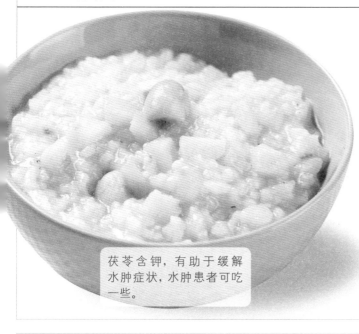

养胃功效： 可健脾、利水渗湿。

原料： 茯苓 15 克，莲子 6 个，粳米 100 克。

做法： 茯苓研碎；莲子洗净；粳米淘净。除茯苓外，将所有材料一同放入砂锅，加适量清水，大火煮沸，小火熬到熟烂，加入茯苓碎，再次煮沸即可。

茯苓含钾，有助于缓解水肿症状，水肿患者可吃一些。

茯苓糕
当点心食用，每日1小块

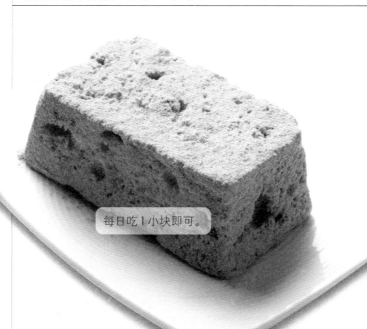

每日吃1小块即可。

养胃功效： 可除湿、改善脾气虚弱。

原料： 茯苓 200 克，麦冬 10 克，面粉、桂花各适量。

做法： 茯苓、麦冬研碎，与桂花同兑入面粉中，加适量温水，揉成面团，做成糕点，蒸熟即可。

这样搭配更养胃

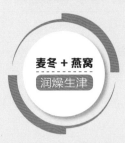

麦冬 + 燕窝
润燥生津

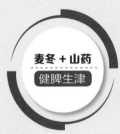

麦冬 + 山药
健脾生津

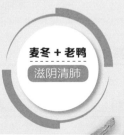

麦冬 + 老鸭
滋阴清肺

一般每天的用量不得超过12克。

麦冬

中医认为，麦冬有滋胃阴功效。胃火上扰，易口干舌燥。麦冬能滋阴去火，益胃生津。麦冬也适合阴虚肠燥、大便秘结者。据《本草正义》记载，麦冬"专补胃阴，滋津液，是甘药补益之上品"。

【这么吃不伤胃】

养脾胃吃法：可用其做汤、熬粥等。

麦冬善治胃阴不足所导致的舌干口渴、纳呆不饥等症。也适合阴虚肠燥、大便秘结者。

养脾胃功效： 增进食欲、促进消化、改善肠燥便秘。

更多保健功效： 可养阴生津、润肺清心。

注意事项： 不宜用于脾虚运化失职引起的水湿、寒湿、痰浊症，用之不当会导致痰湿加重。脾胃虚寒者也不宜食用。

麦冬竹叶粥
早晚代餐食用

增进食欲

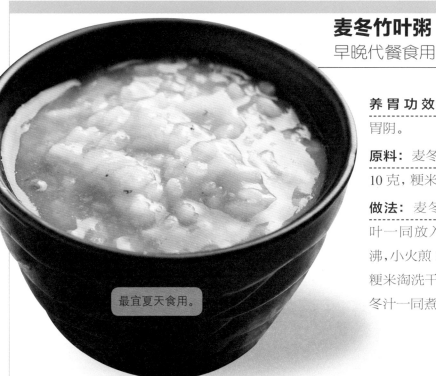

最宜夏天食用。

养胃功效： 可健脾、滋胃阴。

原料： 麦冬 10 克，鲜竹叶 10 克，粳米 100 克。

做法： 麦冬洗净，与鲜竹叶一同放入砂锅，大火煮沸，小火煎 10 分钟，取汁；粳米淘洗干净，煮熟，入麦冬汁一同煮粥食用。

莲子百合麦冬汤
佐餐食用

健脾生津

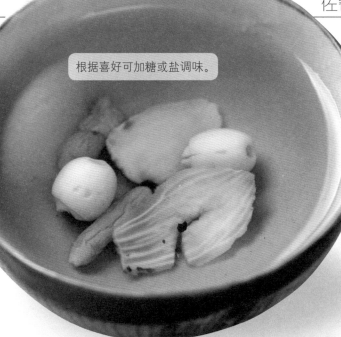

根据喜好可加糖或盐调味。

养胃功效： 可养气、健胃、安神。

原料： 百合、麦冬各 6 克，莲子适量。

做法： 将上述材料洗净，一同放入砂锅，加清水适量，大火煮沸，小火煮 20 分钟，饮用即可。

这样搭配更养胃

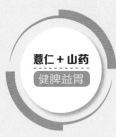

薏仁 + 山药
健脾益胃

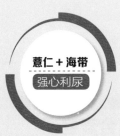

薏仁 + 海带
强心利尿

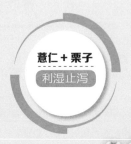

薏仁 + 栗子
利湿止泻

薏仁

中医认为,薏仁能去湿利水，起到消肿、止痛的效果，并且药性比较平和，所以老年人也适用。

【这么吃不伤胃】

养脾胃吃法：可做成粥、饭及各种面食。

薏仁健脾除湿，能使脾安，所以也能增强食欲。

养脾胃功效： 健脾益气、开胃宽肠、消食化滞、除湿下气。

更多保健功效： 可降血脂、治疗小便不利、改善水肿。

注意事项： 薏仁具有利水功效，尿频的人要慎用。长期食用会使身体冷虚，虚寒体质不适宜长期服用。孕妇也要慎用。

薏仁富含膳食纤维，可降低血脂。

薏仁百合红枣汤
佐餐食用

促进消化

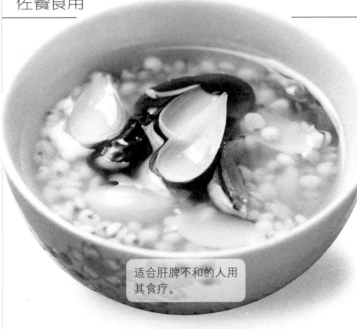

适合肝脾不和的人用其食疗。

养胃功效： 可健脾安神。

原料： 薏仁 100 克，百合 50 克，红枣 2 颗。

做法： 薏仁、百合、红枣分别洗净；薏仁加水煮，快煮熟时放入百合、红枣，煮熟食用。

薏仁冬瓜汤
佐餐食用

增强食欲

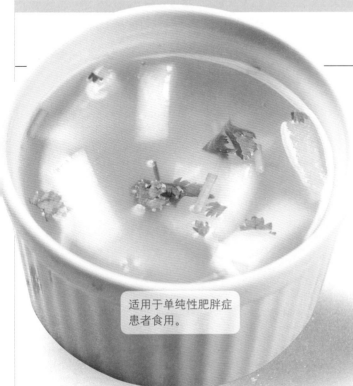

适用于单纯性肥胖症患者食用。

养胃功效： 可健脾利尿。

原料： 薏仁 30 克，冬瓜 50 克，香菜碎适量。

做法： 薏仁清水泡 4~5 小时；冬瓜去皮，洗净，切片；薏仁加水煮，煮至开花入冬瓜煮 2 分钟，撒上香菜碎即可。

经络养脾胃

湿热型的人是胃中有火，通过拔罐、艾灸可以消除胃火。

在阴陵泉穴拔罐可对付湿疹

脾不能运化水湿，湿热内聚，蕴结肌肤就会生出湿疹。患有湿疹或者浑身黏腻不爽可以对阴陵泉穴进行拔罐，有清热利湿功效。在阴陵泉穴拔罐还能改善水湿内聚所导致的肥胖。除了拔罐外，也可以在此穴位上艾灸，也有较好的清热利湿功效。

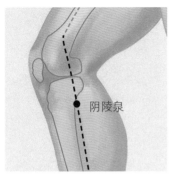
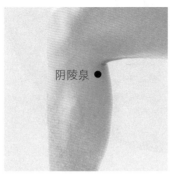
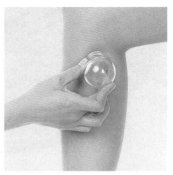

精准定位： 在小腿内侧，胫骨内侧髁下缘与胫骨内侧缘之间的凹陷中。

快速找穴： 小腿内侧，膝关节下，胫骨向内上弯曲凹陷处即是。

拔罐方法： 用闪火法将火罐吸拔在穴位上，每次可吸拔 10~15 分钟。

在丰隆穴上拔罐能化痰

湿热长久不去，可转化成痰湿。可以在丰隆穴上拔罐以清热化痰。丰隆穴能除湿、化痰，为此，古人有"痰多宜向丰隆寻"的语句。在丰隆穴拔罐能将痰湿除掉，自然脾得健运，脾胃调和，气血充盈。

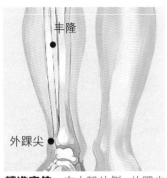
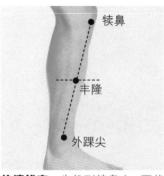
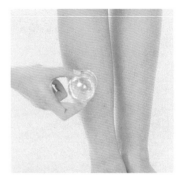

精准定位： 在小腿外侧，外踝尖上 8 寸，胫骨前肌的外缘。

快速找穴： 先找到犊鼻穴，再找外踝尖，两者之间取中点，胫骨前嵴外 2 寸即是。

拔罐方法： 用闪火法将火罐吸拔在穴位上，每次可吸拔 10~15 分钟。

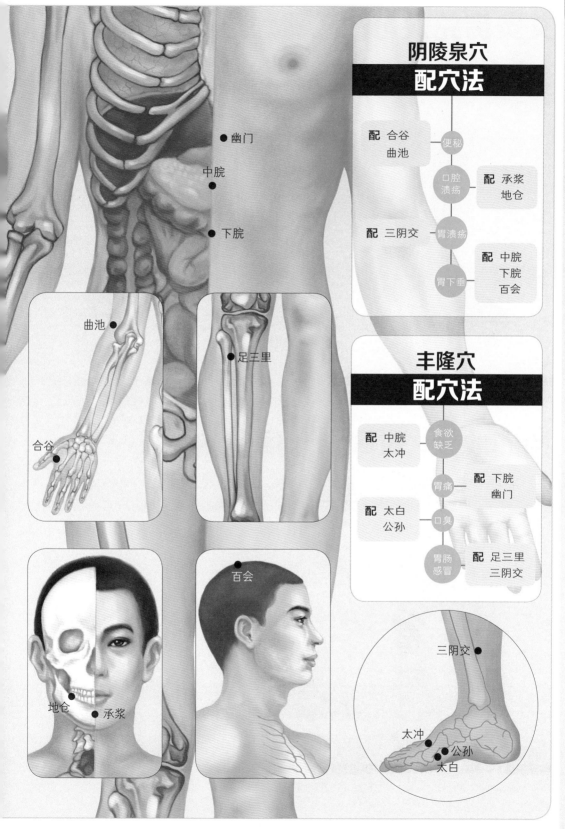

幽门

中脘

下脘

阴陵泉穴
配穴法

配 合谷　便秘
　 曲池

　　　　口腔　　　配 承浆
　　　　溃疡　　　　 地仓

配 三阴交　胃溃疡

　　　　　　　　　配 中脘
　　　　　　　　　　 下脘
　　　　胃下垂　　　 百会

曲池

足三里

合谷

丰隆穴
配穴法

配 中脘　食欲
　 太冲　缺乏

　　　　胃痛　　　配 下脘
　　　　　　　　　　 幽门

配 太白　口臭
　 公孙

　　　　胃肠
　　　　感冒　　　配 足三里
　　　　　　　　　　 三阴交

百会

地仓　承浆

三阴交

太冲　公孙
　　　太白

艾灸厉兑穴可改善胃灼热

胃火大，可对胃经上的厉兑穴进行刺激。厉兑穴是胃经上的穴位，能够清胃热、改善口苦、胃灼热等不适症。胃中有火的人、胃炎患者可经常对此穴位进行刺激。

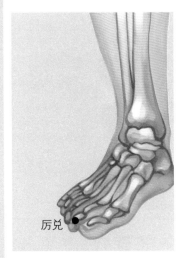

厉兑

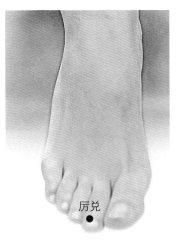

厉兑

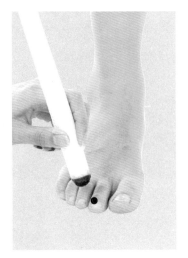

精准定位： 在足趾，第2趾末节外侧，趾甲根旁开0.1寸。

快速找穴： 沿足背第2趾趾甲外侧缘与趾甲下缘各作一垂线，交点处即是。

艾灸方法： 艾条温和灸，每次灸10~15分钟。

刮曲池穴，对胃火牙痛有效

曲池穴在手臂上，常用于治疗肩肘关节疼痛。此穴能散风除热，可有效改善胃火上炎所致的牙痛。曲池穴也能防治急性胃肠炎，还有一定的降压作用，也能预防脑卒中。这个穴位具有多种保健功效，可经常刺激。

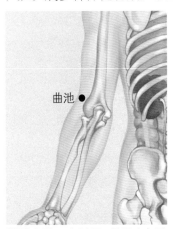

曲池

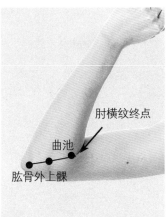

肘横纹终点

曲池

肱骨外上髁

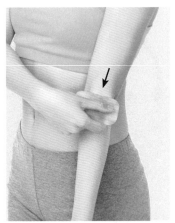

精准定位： 在肘区，尺泽穴与肱骨外上髁连线的中点处。

快速找穴： 屈肘，肘横纹终点与肱骨外上髁之间连线的中点。

刮拭方法： 将刮痧板放在穴位所在处，从上往下刮，用力适中，每次可刮20下。

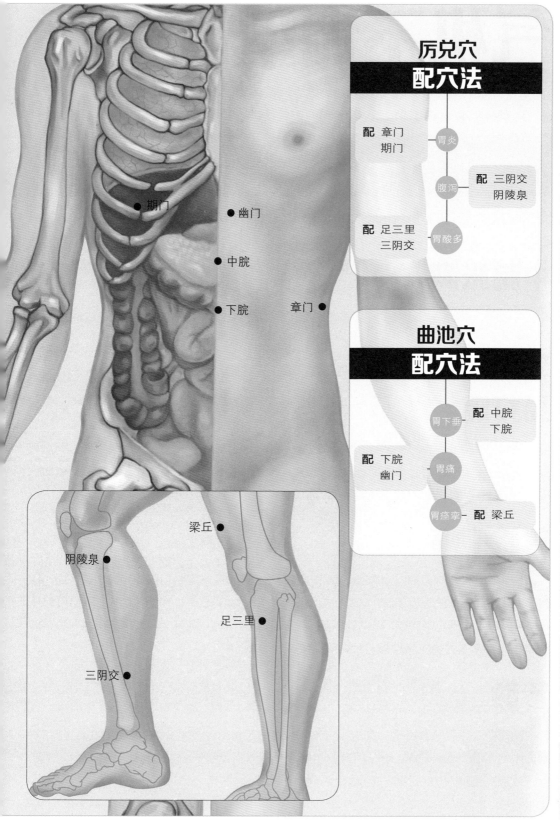

期门

幽门

中脘

下脘

章门

梁丘

阴陵泉

足三里

三阴交

厉兑穴
配穴法

配　章门
　　期门

胃炎

腹泻 ── 配　三阴交
　　　　　　阴陵泉

配　足三里
　　三阴交

胃酸多

曲池穴
配穴法

胃下垂 ── 配　中脘
　　　　　　下脘

配　下脘
　　幽门

胃痛

胃痉挛 ── 配　梁丘

气机不调型

气机不调型的人常有中脘胀满、易打嗝、胃脘疼痛、不思饮食、吞酸、时作干呕、嗳气、易便秘、心烦易怒等症状。

典型症状

气机不调型的人主要是肝气不顺而影响了脾胃。这些症状具体的表现是怎样的，一起来看看吧。

中脘胀满

中医里面讲脾气主升，胃气主降，正是在脾胃之气的这一相互作用下，吃进去的食物才能有效地被消化。若是脾胃之气升降失常，则会导致消化失调、气机不畅、食物积滞，从而易出现中脘胀满的问题。

易打嗝

偶尔打嗝为正常的生理现象，若是经常打嗝，则要注意调养脾胃。中医认为打嗝与胃气上逆有关。胃气上逆，使横膈膜痉挛收缩，导致打嗝不止。预防打嗝，要注意吃饭时少说话，放慢吃饭的速度，有助于护胃，也能防止多余气体进入胃内。

胃脘疼痛

胃溃疡、胃癌等胃部疾患都会导致胃脘疼痛。若是没有胃病也经常疼痛，则可能与肝脾不和有关，这样的患者易胸闷不舒和动怒。中医认为肝具有主疏泄的功能，若是肝气不疏，则肝气横逆而犯于脾胃，影响脾胃的气机升降功能，导致气滞。气滞不畅，易导致胃脘疼痛。胃脘疼痛者要注意保持心情舒畅，使气血舒畅而行。

吞酸

脾胃有湿热会导致吞酸。脾胃之气不畅也会导致此症。对此，中医有这样的记载："吞酸为中气不疏，痰涎淤滞，须先用开发疏畅之品。"这句话所表达的意思就是，脾胃气滞，会导致痰涎上逆，出现吞酸的问题。

不思饮食

　　不思饮食是脾胃疾病中非常常见的一种症状，脾胃气虚、脾胃虚寒都会导致食欲缺乏。脾胃气机不畅也是不思饮食的主要原因之一。患者如果有中腹胀满的感觉，那么此种不思饮食往往与脾胃气机不舒有关，需要通过健脾和胃的方法进行改善。

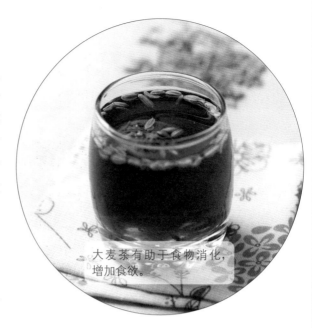

大麦茶有助于食物消化，增加食欲。

心烦易怒

　　消化不良、胃痛者，往往还会有心烦易怒的问题。在临床中，有些患者也说自己容易生气。中医认为，怒这种不良情志是由肝所主，若肝气不疏，人就多怒。肝能帮助脾胃消化，若是肝出现了问题，还容易导致脾胃之气不疏，出现一系列的消化问题。

嗳气

　　嗳气是胃中气体上出咽喉所发出的声响，其声长而缓。若其味酸腐，兼脘腹胀满，则与饮食过度、积滞有关系。需要适度减少饮食量，可用消积化食的方法来进行调理。若是其气没有酸臭的味道，往往与肝脾不和有关系。肝脾不和，胃气上逆，就会出现嗳气的问题。

易便秘

　　脾气不足，则气虚而传导无力；肝气郁结，气机瘀滞，则"气内滞而物不行"，或气郁化火，火邪伤津，亦可使肠道失润；肾开窍于二阴而恶燥，又主五液，肾阴不足则肠失其润，肾阳不足则阴寒凝滞、津液不通。故脾、胃、肾、肝功能失调，皆可为便秘之由。

时作干呕

　　干呕的基本特征为欲吐而呕，无物而有声。若是经常情绪抑郁或是患有肝病，导致肝气不舒，肝气侵犯脾胃，导致胃气上逆，则容易出现干呕的症状。

养脾胃食疗方

气机不调的人也可根据食疗方来改善体质。

这样搭配更养胃

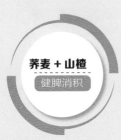

荞麦 + 山楂
健脾消积

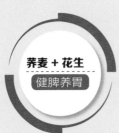

荞麦 + 花生
健脾养胃

荞麦 + 芝麻
滋补肝肾

荞麦

长期饮食太过饱胀会导致脾胃不和，影响脾胃之气的升降功能。荞麦能消积化食、下气，若因为饮食太过而出现食积，吃荞麦可缓解饮食积滞导致的胃痛胃胀、消化不良。

【这么吃不伤胃】

养脾胃吃法：可做汤、蒸馒头、做饺子馅等。

荞麦富含钾、镁、膳食纤维等营养素。

养脾胃功效： 可健脾益气、开胃宽肠、消食化滞、除湿下气。

更多保健功效： 可降血压、软化血管、降血糖。

注意事项： 荞麦一次不可食用太多，否则易造成胃肠不适。

荞麦低钠高钾，适合高血压人群食用。

荞麦香菇粥
早晚餐食用

促进消化

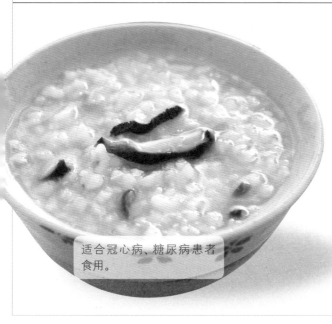

适合冠心病、糖尿病患者食用。

养胃功效： 可健脾益气、消食化滞。

原料： 鲜香菇 2 朵，荞麦、粳米各 50 克，香油、盐各适量。

做法： 鲜香菇去蒂洗净，切块；粳米和荞麦淘洗干净；将粳米和荞麦一同放入砂锅中，加适量清水煮粥，快要煮熟时，放入香菇，煮至粥稠米烂，放入适量的香油和盐调味即可食用。

鸡汤菠菜荞麦面
作主食食用

适合脾胃
虚弱者

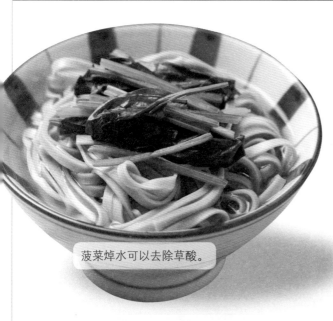

菠菜焯水可以去除草酸。

养胃功效： 可开胃宽肠、消食化滞。

原料： 荞麦面条 200 克，菠菜150 克，鸡汤、盐、料酒各适量。

做法： 菠菜洗净，切段，用开水焯一下；鸡汤烧开，将荞麦面条下入锅中，等其快熟时捞出，过一下凉水，放入菠菜，倒入鸡汤，烹入料酒，加盐调味即可食用。

这样搭配更养胃

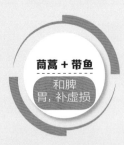

茼蒿 + 带鱼
和脾胃，补虚损

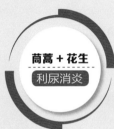

茼蒿 + 花生
利尿消炎

茼蒿 + 香干
通便润肠

熬夜者可常吃茼蒿，可疏肝气。

茼蒿

茼蒿有疏肝理气的作用，比较适合肝气不顺、食欲缺乏者。平素肝脾不和、食欲缺乏的人不妨用茼蒿食疗。

【这么吃不伤胃】

养脾胃吃法：可用其做汤、清炒、凉拌等。

茼蒿中含有特殊香味的挥发油，能宽中理气、消食开胃、增加食欲。

养脾胃功效：可消食开胃、通便利尿。

更多保健功效：可消痰开郁、利小便。

注意事项：茼蒿辛香滑利，胃虚腹泻者不宜多食。

清炒茼蒿
佐餐食用

健胃清热

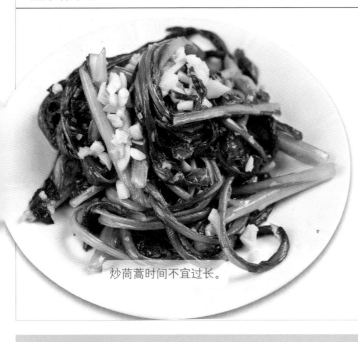

炒茼蒿时间不宜过长。

养胃功效： 可宽中理气、消食开胃。

原料： 茼蒿 200 克，蒜末、葱花、花椒、盐、胡椒粉各适量。

做法： 茼蒿择洗干净。炒锅热后放入适量油，入葱花、花椒、胡椒粉、蒜末，炒出香味后投入茼蒿煸炒 2 分钟，加盐调味即可。

凉拌茼蒿
佐餐食用

增加食欲

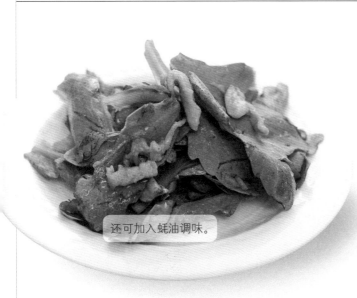

还可加入蚝油调味。

养胃功效： 可宽中理气、消食开胃。

原料： 茼蒿 250 克，熟肉丝、香油、醋、盐、五香粉各适量。

做法： 将茼蒿择洗干净，用开水焯一下，切成段；将香油、醋、盐、五香粉、熟肉丝放入盛放茼蒿的容器中，拌匀即可食用。

白萝卜

白萝卜具有下气宽中、消食化滞的功效，能舒畅滞气、调和脾胃，改善脾胃气滞所导致的腹胀、消化不良等问题。

这样搭配更养胃

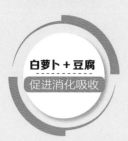

白萝卜 + 豆腐
促进消化吸收

白萝卜 + 粳米
消食利膈

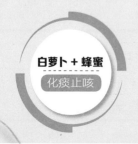

白萝卜 + 蜂蜜
化痰止咳

【这么吃不伤胃】

养脾胃吃法：可用其做汤、做饺子馅等。

适当吃点白萝卜能健脾开胃，促进消化。白萝卜不仅能顺气，还能清热消痰。

养脾胃功效：可开胃宽肠、消食化滞。

更多保健功效：可清热消痰。

注意事项：白萝卜性凉，脾胃虚寒、慢性胃炎、胃溃疡患者不宜大量食用。

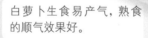

白萝卜生食易产气，熟食的顺气效果好。

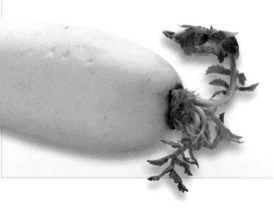

白萝卜排骨汤
佐餐食用

改善食滞、气滞

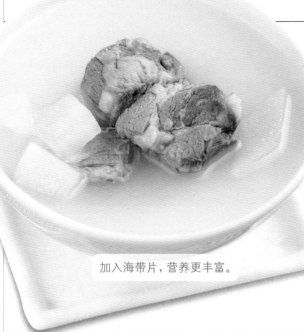

加入海带片，营养更丰富。

养胃功效：可开胃、宽肠、化滞。

原料：白萝卜半根，排骨1小碗，盐、姜片、料酒、八角各适量。

做法：排骨洗净，用开水焯一下；白萝卜去皮洗净，切成滚刀块；八角洗净。上述材料中，除白萝卜外，将其余材料放到砂锅中，加适量清水，大火煮沸，入料酒，小火煲40分钟再加入白萝卜块，小火煲20分钟加适量盐调味即可食用。

酸甜萝卜丝
佐餐食用

改善消化不良

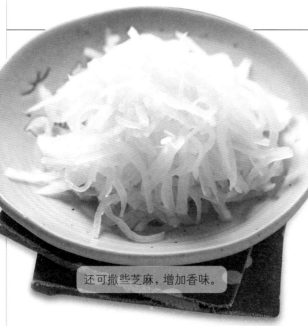

还可撒些芝麻，增加香味。

养胃功效：可消食化滞。

原料：白萝卜1根，白糖、盐、白醋各适量。

做法：白萝卜去皮，洗净，切丝。放一点盐稍微腌一下，除去多余水分，然后加适量的白糖、盐、白醋，拌匀即可食用。

这样搭配更养胃

玫瑰花 + 砂仁
疏肝理气

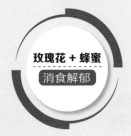

玫瑰花 + 蜂蜜
消食解郁

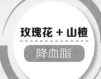

玫瑰花 + 山楂
降血脂

腹泻便溏者不宜食用玫瑰花。

玫瑰花

肝火比较大的人一方面要注意精神调理，放松心情，让气血逐渐平和下来；另一方面，可用玫瑰花泡水喝，有养肝疏肝的功效。

【这么吃不伤胃】

养脾胃吃法：可用其泡茶、做汤、煮粥等。

玫瑰花对失眠多梦有一定疗效，饮用玫瑰花茶可以起到安神的作用。

养脾胃功效： 可健脾益气、开胃宽肠、消食化滞。

更多保健功效： 可除湿下气。

注意事项： 玫瑰花性温，阴虚有火者勿用。玫瑰花具有行气活血功效，女性孕期、月经期间不宜饮用。

玫瑰花茶
代茶饮

改善便秘

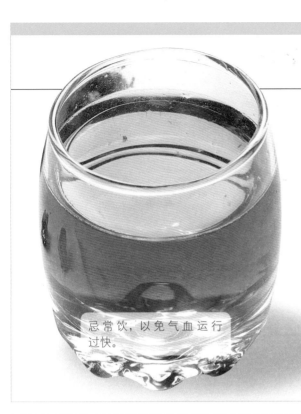

养胃功效： 可理气和胃。

原料： 干玫瑰花 6~10 克。

做法： 将玫瑰花放到水杯中，用开水冲泡饮用。

忌常饮，以免气血运行过快。

玫瑰花粥
早晚代餐食用

适合
胃虚者

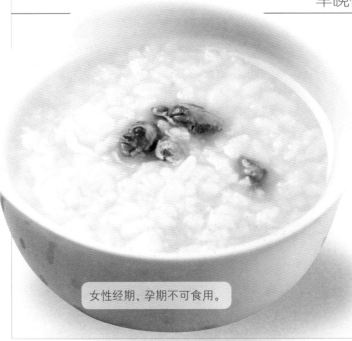

养胃功效： 可消食化滞。

原料： 玫瑰花 6 克，粳米 50 克。

做法： 玫瑰花加水煎汁去渣，加入淘洗净的粳米，再适当加水，以常法煮粥，每日 2 次，温热服食。

女性经期、孕期不可食用。

这样搭配更养胃

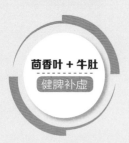

茴香叶 + 牛肚
健脾补虚

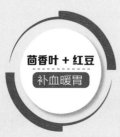

茴香叶 + 红豆
补血暖胃

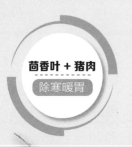

茴香叶 + 猪肉
除寒暖胃

体有内热的人不宜食用。

茴香叶

茴香叶有浓烈的香气，能除臭除腥，茴香的种实可作为调味品使用。茴香叶还能除寒暖胃，胃寒的人比较适宜。

【这么吃不伤胃】

养脾胃吃法：可用其做包子、饺子、馅饼等。

茴香叶有健脾理气作用，能降胃气，促使脾胃之气顺畅而行。一般人群均可食用，尤其适合脾胃气滞导致的胃痛、腹胀者。

养脾胃功效：可除寒暖胃、健脾理气、开胃宽肠。

更多保健功效：可理气散寒。

注意事项：茴香性热，有内热的人不要食用，以防内热加重。

茴香包子
作主食食用

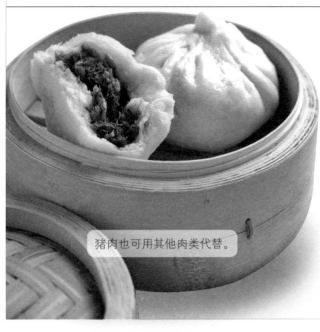

猪肉也可用其他肉类代替。

养胃功效: 可健脾理气、促进消化。

原料: 小麦面粉 600 克,猪肉、茴香叶各 300 克,盐、料酒、酵母各适量。

做法: 面粉加酵母和好,揉匀,待面团发起;猪肉洗净,剁成肉馅;茴香叶洗净,切末。将茴香叶和猪肉末加适量的盐、料酒调味,搅拌均匀;面团擀成圆皮,将馅料放入圆皮中,捏成包子。

茴香鸡蛋饼
佐餐食用

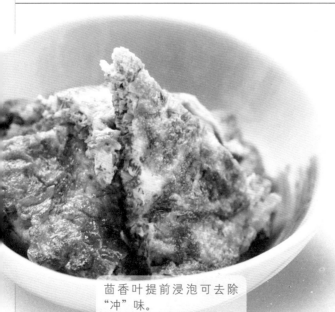

茴香叶提前浸泡可去除"冲"味。

养胃功效: 可暖胃散寒。

原料: 面粉 100 克,茴香叶 200 克,鸡蛋 2 个,盐适量。

做法: 茴香叶洗净,切末,放入碗中,打入 2 个鸡蛋,加适量盐调味;另取一碗,加入面粉,加适量清水,调成面糊,将茴香鸡蛋液放入,搅拌均匀;油锅烧热,倒入面糊,烙熟即可。

这样搭配更养胃

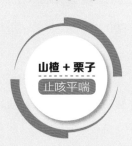

山楂 + 栗子
止咳平喘

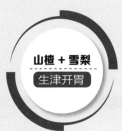

山楂 + 雪梨
生津开胃

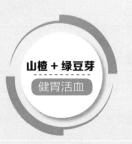

山楂 + 绿豆芽
健胃活血

山楂

脾胃气机升降失调会影响脾胃运化能力，使人不思饮食或不消化，胃里感觉胀满。这一方面是由于脾胃之气不顺畅，导致气滞明显；另一方面是消化吸收能力下降，导致食物得不到有效消化。山楂能破滞气，化食积，促进食欲，预防腹胀。

【这么吃不伤胃】

养脾胃吃法：可用其泡茶、煮粥、做糕点等。

胃泛酸、饮食积聚、腹胀腹泻都与脾胃功能不佳有关系，很适合用山楂进行调理保健。

养脾胃功效： 化食积，行结气，健胃宽膈。

更多保健功效： 可降血压、防治痛风。

注意事项： 山楂能刺激胃酸分泌，容易吐酸的人不宜食之过多或忌食；胃溃疡患者也不宜食用，以防加重溃疡；身体虚弱、大病后期也不要食用山楂。因为山楂能破气，身体虚弱、大病后期亏气亏血，食用山楂不利于身体康复。

山楂鲜食也同样可预防腹胀。

山楂炖乌鸡

佐餐食用

消除食积

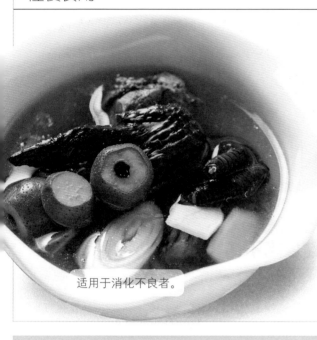

适用于消化不良者。

养胃功效：可健脾理气、健胃宽膈。

原料：山楂 50 克，乌骨鸡肉 200克，黄酒、香油、盐、姜片、葱花各适量。

做法：山楂洗净；乌骨鸡洗净切块。共放煲内，加清水适量，大火炖煮 20 分钟，改小火炖 40 分钟至乌鸡肉熟烂，加黄酒、香油、盐、姜片、葱花调味即可。

山楂茶

代茶饮

促进食欲

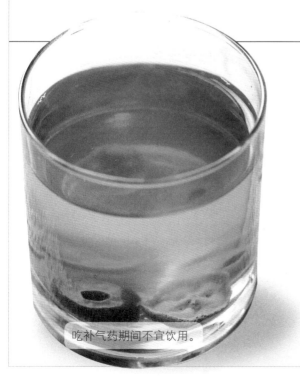

吃补气药期间不宜饮用。

养胃功效：可健脾开胃。

原料：山楂 2 颗，冰糖适量。

做法：山楂洗净去核切片，将山楂、冰糖放入杯中，加适量开水冲泡，加盖闷一会儿即可代茶饮用。

陈皮

陈皮能健脾理气，改善胸脘胀满、食少吐泻、咳嗽痰多等症。陈皮中还含有一些低分子的挥发性物质，主要为柠檬烯，可以刺激消化液分泌，有助于食物消化。

这样搭配更养胃

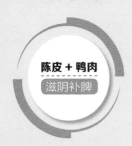

陈皮 + 鸭肉
滋阴补脾

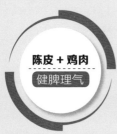

陈皮 + 鸡肉
健脾理气

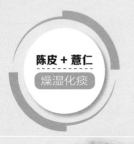

陈皮 + 薏仁
燥湿化痰

【这么吃不伤胃】

养脾胃吃法：可用其泡茶、熬粥、煮汤等。

陈皮有橘子的清香，主要作用是行脾胃之气。《本草纲目》记载陈皮"破滞气，益脾胃"。

养脾胃功效： 可健脾理气、疏肝和胃。

更多保健功效： 可化痰、祛寒、缓解腹痛。

注意事项： 陈皮易伤气伤阴，气虚、阴虚、体弱者慎用。

含 B 族维生素，有助于保护胃黏膜。

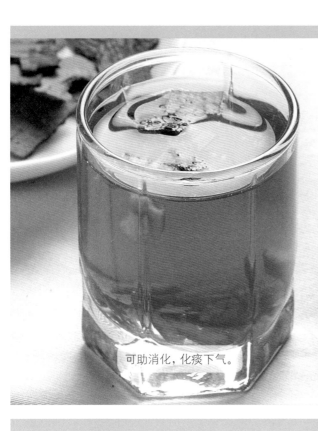

可助消化，化痰下气。

青皮陈皮茶
代茶饮

消除食积

养胃功效： 可助消化、化痰下气。

原料： 青皮 3 克，陈皮 5 克。

做法： 两者洗净，一同放入水杯中，用开水冲泡，加盖闷 5 分钟，代茶饮用即可。

陈皮粥
早晚餐食用

促进食欲

养胃功效： 可健脾开胃。

原料： 陈皮 10 克，粳米 50 克。

做法： 陈皮洗净，切碎，水煎取汁，去渣；粳米淘净，放入锅中，加入陈皮汁及清水，煮为稀粥。

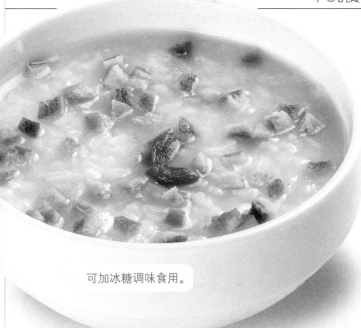

可加冰糖调味食用。

这样搭配
更养胃

麦芽 + 莱菔子
消食化痰

麦芽 + 南瓜
健脾消食

麦芽 + 牛肚
健脾开胃

麦芽对小儿厌食症也有一
定的功效。

麦芽

中医认为麦芽能消食、和中下气。其炮制方法不同，
功效也不同。生麦芽能健脾消食、疏肝解郁；炒麦芽
能升运脾气、健脾消食；焦麦芽消食导滞之力更强，
善于消化食物积滞。

【这么吃不伤胃】

养脾胃吃法：可用其泡茶、熬粥、煲汤等。

麦芽为禾本科植物大麦的成熟果实经发芽干燥的炮
制加工品。有行气消食、健脾开胃、回乳消胀的功效。

养脾胃功效： 可行气消食，健脾
开胃。

更多保健功效： 可缓解乳房胀痛、
肝胃气痛。

注意事项： 无积滞、脾胃虚者不宜
食用，哺乳期妇女不宜食用。

山楂麦芽茶
代茶饮

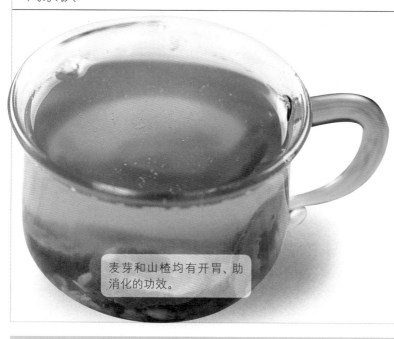

养胃功效： 可健脾下滞、益气清心。

原料： 山楂片 5 片，炒麦芽 15 克。

做法： 两者一同放到水杯中，用开水冲泡，加盖闷一会儿即可饮用。

麦芽和山楂均有开胃、助消化的功效。

健胃麦芽粥
早晚餐食用

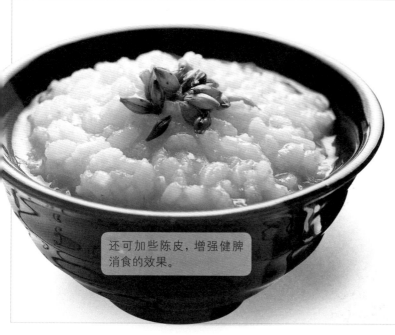

养胃功效： 可健脾消食。

原料： 麦芽 60 克，糯米、冰糖各适量。

做法： 麦芽、糯米以冷水浸泡 1 小时，加适量清水，大火煮沸，转小火熬至米熟，加冰糖调味即可食用。

还可加些陈皮，增强健脾消食的效果。

三七

肝郁气滞，容易产生瘀血。瘀血结聚不去就会导致胃脘及心腹疼痛。三七能活血化瘀，瘀血得除，自然使痛有所减。

这样搭配更养胃

三七 + 西洋参
补气养阴

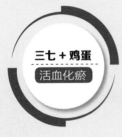

三七 + 鸡蛋
活血化瘀

【这么吃不伤胃】

养脾胃吃法：可用其泡茶、煲汤、熬粥等。

三七是一味常见中药，《本草纲目拾遗》中写道："人参补气第一，三七补血第一。"

养脾胃功效：健脾益气、开胃宽肠、消食化滞。

更多保健功效：可活血化瘀、除湿下气。

注意事项：三七有活血化瘀功效，孕妇不宜服用，以防导致流产。

常规用量为4.5~9克。

三七红枣炖乌鸡
佐餐食用

适宜
血瘀者

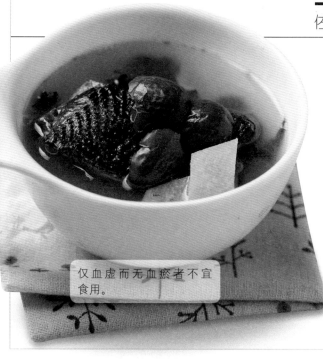

仅血虚而无血瘀者不宜食用。

养胃功效：可健脾补血。

原料：乌鸡1只，三七15克，红枣6颗，生姜、盐、料酒各适量。

做法：乌鸡处理干净，剁块，开水略汆；红枣洗净，去核，切块；生姜洗净，切片；三七洗净。将准备好的材料都放入砂锅中，加适量清水，大火煮沸，放入料酒，小火煲1.5小时，加适量盐调味即可食用。

三七山药粥
早晚餐食用

促进消化

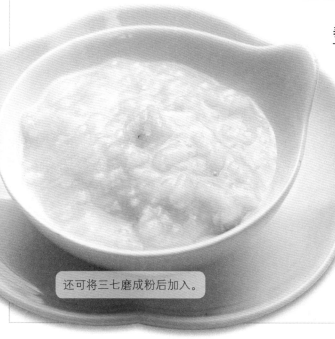

还可将三七磨成粉后加入。

养胃功效：可健脾理气。

原料：三七10克，粳米100克，山药15克，白糖适量。

做法：将三七择净，放入锅中，加清水适量，水煎取汁；山药研碎，加粳米煮粥，待粥熟时调入药汁、白糖，再次煮沸即可食用。

这样搭配更养胃

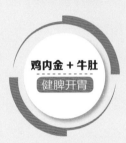

鸡内金 + 牛肚
健脾开胃

鸡内金 + 砂仁
消食化积

鸡内金

小儿饮食无节制，容易导致肝脾二经受伤，以致积热为患，中医称为脾积不消。鸡内金能消食化积。

【这么吃不伤胃】

养脾胃吃法：可用其做汤、熬粥等。

中医认为鸡内金入脾而消脾积。

养脾胃功效： 消食健胃，改善消化不良、食积胀满。

更多保健功效： 可涩精止遗、治疗泻痢。

注意事项： 消化不好可用鸡内金进行食疗，当不适症消失则不宜再用。主要还应通过调整饮食来健运脾胃。

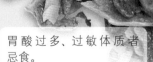

胃酸过多、过敏体质者忌食。

山楂鸡内金汤
佐餐食用

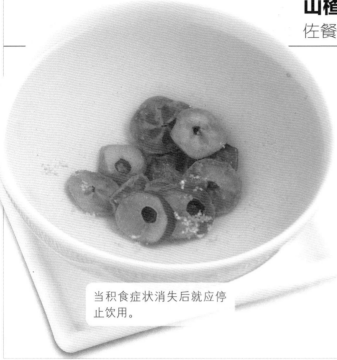

当积食症状消失后就应停止饮用。

养胃功效: 可健脾开胃。

原料: 鸡内金 15 克,山楂片 30 克。

做法: 山楂片洗净,鸡内金研碎;将山楂片放入砂锅中,加适量清水,大火煮沸,小火煮 20 分钟,放入鸡内金粉,再次煮沸,即可饮用。也可以将两者放入水杯中,用开水冲泡饮用。

鸡内金粥
每日1剂

改善消化

养胃功效: 可消食健胃。

原料: 鸡内金 20 克,粳米 100 克。

做法: 先将鸡内金择净,研为细末备用;粳米淘净,放入锅内,加清水适量煮粥,待沸后调入鸡内金粉,煮至粥成,服食。

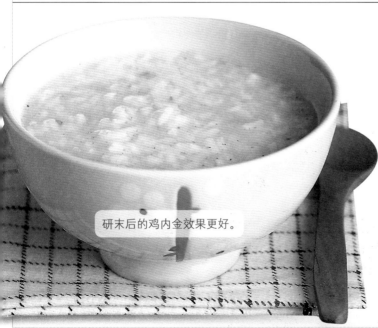

研末后的鸡内金效果更好。

神曲

中医认为神曲性温，归脾、胃经，具有消食化积、健脾和胃的功效。对一般的脾胃不和、伤食积滞、小儿疳积也有疗效。

这样搭配更养胃

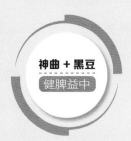

神曲 + 黑豆
健脾益中

神曲 + 山楂
消食健胃

【这么吃不伤胃】

养脾胃吃法：可用其熬粥、泡茶等。

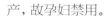

神曲又称六神曲、百草曲，为面粉和其他药物混合后经发酵而成的加工品。

养脾胃功效： 健脾益气、开胃宽肠、消食化滞。

更多保健功效： 可除湿下气。

注意事项： 无食滞、脾阴虚、胃火旺盛者忌用。本品能引起流产，故孕妇禁用。

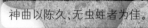

神曲以陈久、无虫蛀者为佳。

姜糖神曲茶
代茶饮

增加食欲

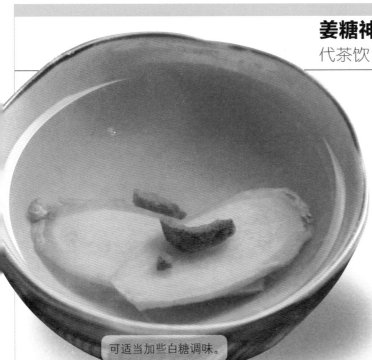

可适当加些白糖调味。

养胃功效： 可健脾开胃。

原料： 生姜2片，神曲10克。

做法： 将生姜和神曲放入砂锅中，加水煮沸，即可代茶饮。

神曲粥
每日1剂

伤食积滞者适用

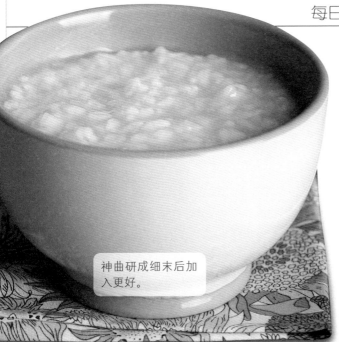

神曲研成细末后加入更好。

养胃功效： 可消食健胃。

原料： 神曲10克，粳米50克，白糖适量。

做法： 粳米洗净，和神曲一起放入锅中，加水熬煮成粥，加白糖调味即可。

经络养脾胃

气机不调的人常脾胃失和，因此补脾养胃是关键，经络按摩是补脾养胃的常见方法。

坐着按按大横穴就能健脾

现如今人们工作忙，加班加点是经常的事。久坐不动导致气血不足，气的升提能力减弱，由此使腰腹部赘肉增多。沉重的工作压力也往往使气机运行不畅，加上饮食不注意，就容易脾胃不和，大横穴能够预防脾胃疾病。

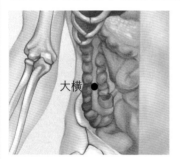

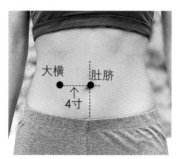

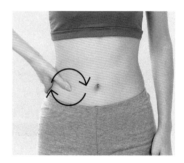

精准定位： 在腹部，脐中旁开 4 寸。

快速找穴： 肚脐水平旁开 4 寸处即是。

按摩方法： 用拇指指腹按压大横穴 3~5 分钟，早晚各 1 次。

拍打脾经，保持气血通畅

调和脾胃，可以对脾经进行刺激，以疏通气血，助气血顺畅循行，从而使脾胃调和。

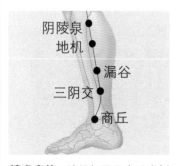

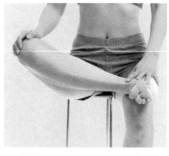

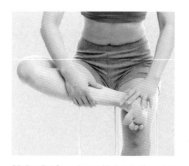

精准定位： 脾经起于足大趾内侧端（隐白穴），上行经足踝，沿小腿上行。腿部主要穴位有商丘、三阴交、漏谷、地机、阴陵泉等。

快速找穴： 内辅骨下廉（胫骨内髁下缘）至内踝高点为 13 寸，每一等分为 1 寸，从隐白穴起至阴陵泉穴为止，常拍打这一段脾经可保持气血通畅。

拍打方法： 每天拍打 1 次，15 天为 1 疗程。

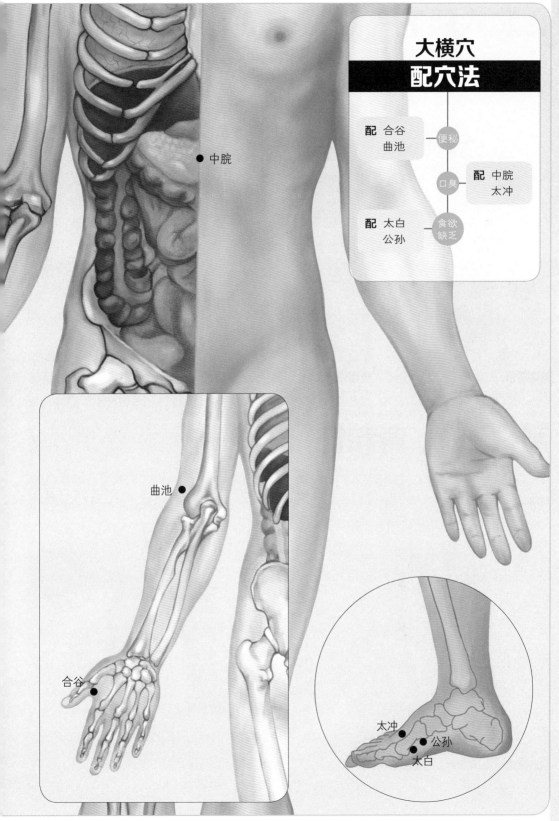

大横穴
配穴法

配　合谷　曲池　—　便秘

　　　　　　　口臭　—　配　中脘　太冲

配　太白　公孙　—　食欲缺乏

中脘

曲池

合谷

太冲　公孙　太白

食窦穴能下气，缓解不适

食窦穴是脾经上的穴位，有运化水谷、和胃下气的作用，能治疗脾胃不和所导致的胸胁胀痛、噫气、反胃、腹胀肠鸣、水肿等。

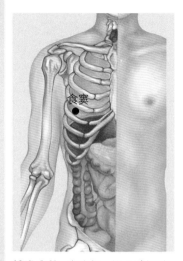 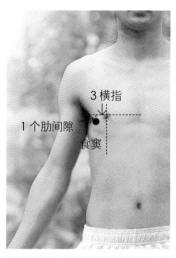 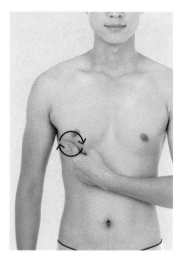

精准定位： 在胸部，第5肋间隙，前正中线旁开6寸。

快速找穴： 乳头旁开3横指，再向下1个肋间隙处即是。

按摩方法： 用手指指腹按揉左右穴各1~3分钟，每天1次。

刮拭胃经，调和脾胃

脾、胃部气机不调，胃经会出现不同的症状表现，比如对胃经进行刺激会出现酸胀麻痛等感觉。调和胃气，可以对胃经进行刺激，以疏通气血，助气血顺畅循环，从而使胃部不适得到缓解。(一般调和脾胃，使用厉兑穴至犊鼻穴这一段胃经。)

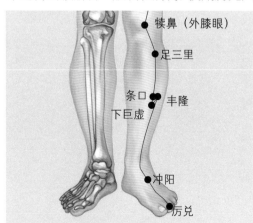 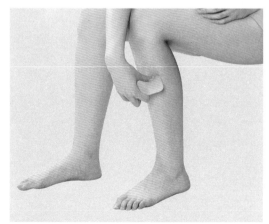

精准定位： 由厉兑穴上行至犊鼻穴。

刮拭方法： 将刮痧板放在穴位所在处，从上往下刮，用力适中，每次可刮20下。

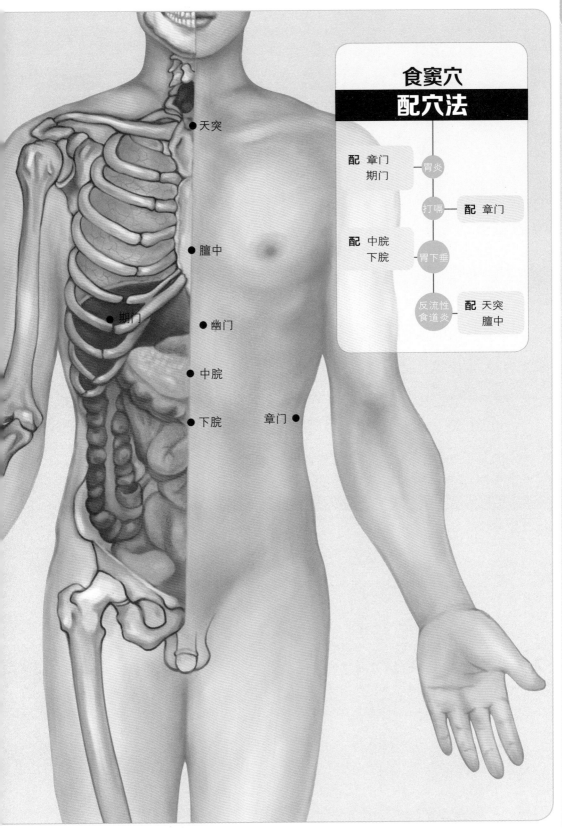

● 天突

● 膻中

● 期门　　● 幽门

● 中脘

● 下脘　　章门 ●

食窦穴
配穴法

配　章门　　—　胃炎
　　期门

　　　　　　　　打嗝　—　配　章门

配　中脘　　—　胃下垂
　　下脘

　　　　　反流性
　　　　　食道炎　—　配　天突
　　　　　　　　　　　　　膻中

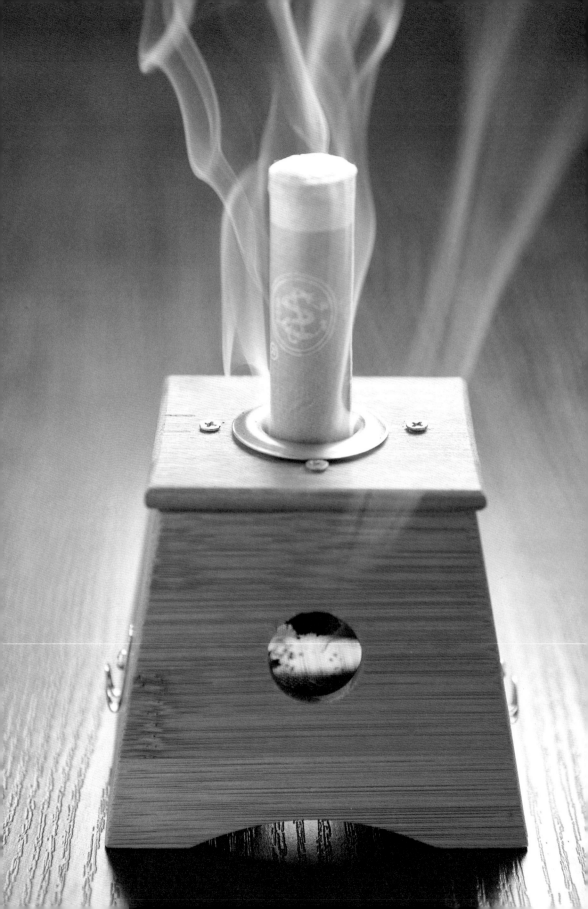

第三章

常见脾胃病，三分治七分养

脾胃病好起来并不容易，饮食上要多加注意，少吃寒凉辛辣的食物；生活中要注意保暖、规律作息。只有养成了良好的生活习惯，积极调养，脾胃才会好起来！

食欲缺乏

食欲缺乏往往与脾气虚弱有关系，可用扁豆除湿健脾。

养脾胃食疗方

这样搭配更养胃

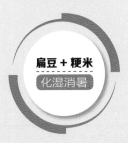

扁豆 + 粳米
化湿消暑

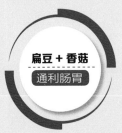

扁豆 + 香菇
通利肠胃

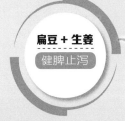

扁豆 + 生姜
健脾止泻

扁豆

《本草纲目》中记载扁豆："止泄泻，消暑，暖脾胃除湿热，止消渴。"因此，扁豆能对付困脾的湿热邪气，用扁豆有健脾的功效。

【这么吃不伤胃】

养脾胃吃法：可用其熬粥、炒食、煲汤等。

扁豆中的胰蛋白酶抑制物、淀粉酶抑制物能防止肠梗阻和胃溃疡穿孔。

养脾胃功效：可止腹泻、暖脾胃。

更多保健功效：可清热消暑、除湿热。

注意事项：扁豆一次不能吃太多，否则易腹胀。

炒食扁豆能起到健脾止泻的效果。

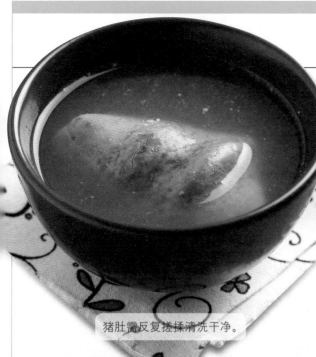

猪肚需反复搓揉清洗干净。

扁豆胡椒煲猪肚
佐餐食用

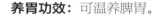
适合脾胃
虚弱者

养胃功效： 可温养脾胃。

原料： 白扁豆 20 克，砂仁 6 克，白胡椒 12 克，猪肚 1 个。

做法： 将白扁豆、白胡椒洗净略打碎，与砂仁一起放入洗净的猪肚内，加入少量清水，用线将头尾扎紧，放砂锅内，用小火慢炖至烂熟即可食用。

素焖扁豆
佐餐食用

止腹泻

养胃功效： 可去除湿热。

原料： 扁豆 200 克，甜面酱、姜末、蒜片、盐、胡萝卜丝各适量。

做法： 扁豆洗净，从两端撕去老筋，切成丝。油锅烧热，下扁豆略炒，加水、甜面酱及盐调匀，用小火焖软，加入姜末、蒜片等，用大火快炒一下，最后撒胡萝卜丝点缀即成。

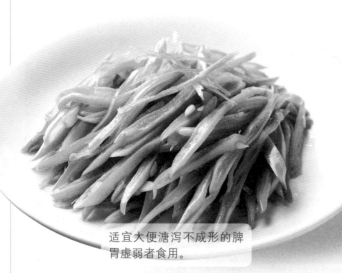

适宜大便溏泻不成形的脾胃虚弱者食用。

经络养脾胃

食欲缺乏可按摩胃脘下俞穴、中脘穴，效果好。

按摩胃脘下俞穴，恢复胃动力

食欲不佳者一般脾胃虚弱，按摩胃脘下俞穴可以改善虚弱的脾胃，有健脾和胃的功效。

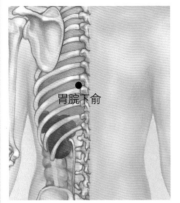

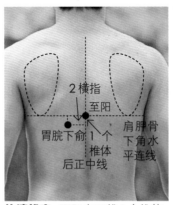

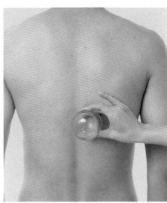

精准定位：在背部，横平第8胸椎棘突下，后正中线旁开1.5寸。

快速找穴：至阳向下推1个椎体，下缘旁开2横指处即是。

按摩方法：用闪火法将火罐吸拔在穴位上，每次可吸拔10~15分钟。

按摩中脘穴补中气

中脘穴为胃之募，腑之会，可治疗一切腑痛，尤以胃的疾患为先，有疏利中焦气机，补中气之功。

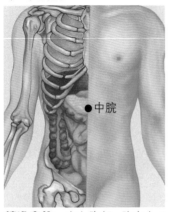

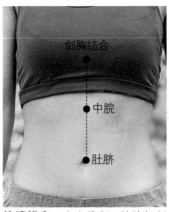

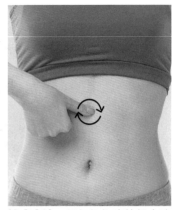

精准定位：在上腹部，脐中上4寸，前正中线上。

快速找穴：在上腹部，肚脐与剑胸结合连线的中点处。

按摩方法：用拇指指腹按揉中脘穴，每次3~5分钟。

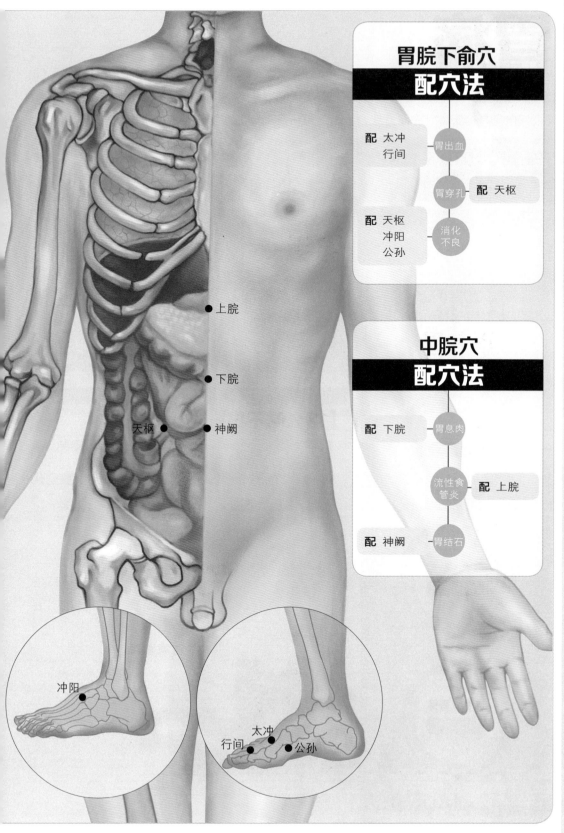

胃脘下俞穴
配穴法

配 太冲 行间 ── 胃出血

胃穿孔 ── 配 天枢

配 天枢 冲阳 公孙 ── 消化不良

中脘穴
配穴法

配 下脘 ── 胃息肉

流性食管炎 ── 配 上脘

配 神阙 ── 胃结石

上脘
下脘
天枢 ● ● 神阙

冲阳

行间 太冲 公孙

胃痛

胃痛的发生与脾胃虚弱、脾胃受寒、肝脾不和或者内有湿热等皆有一定关系，可根据自己的实际情况选择食疗方来对症进行调理，从而达到止痛的目的。

养脾胃食疗方

这样搭配更养胃

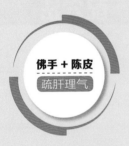

佛手 + 陈皮
疏肝理气

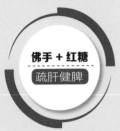

佛手 + 红糖
疏肝健脾

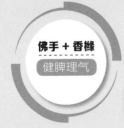

佛手 + 香橼
健脾理气

佛手

佛手为植物佛手的果实，入肝、脾、胃三经。中医认为，佛手能疏肝健脾，可改善肝气不舒、肝脾不和导致的消化不良、胸腹胀闷等症。

【这么吃不伤胃】

养脾胃吃法：可凉拌、炒食、涮火锅等。

佛手所含的成分是优良的肠胃抗菌剂，对一般消化问题如打嗝、消化不良以及厌食均有良好的疗效。

养脾胃功效： 可和胃止痛。

更多保健功效： 可疏肝理气、燥湿化痰。

注意事项： 阴虚有火、无气滞症状者慎服。

佛手有香气，味先甜后苦。

佛手酒

一日2次

调理
胃胀气

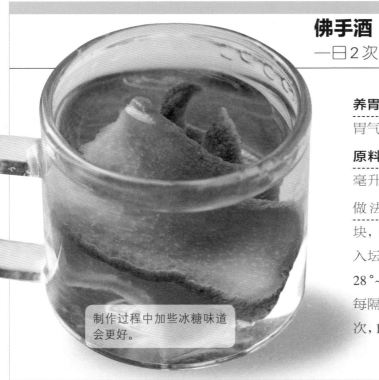

制作过程中加些冰糖味道会更好。

养胃功效： 和脾温胃，适用于胃气虚寒、胃腹冷痛。

原料： 佛手 30 克、白酒 1000 毫升。

做法： 将佛手切成长方形块，待风吹略收水气后，放入坛（杯）内，然后注入加入 28°~42° 的白酒封口浸泡。每隔 5 天，将坛搅拌或摇动 1 次，10 天后即可饮用。

佛手粥

早晚餐食用

止打嗝

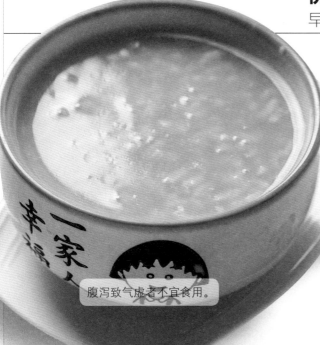

腹泻致气虚者不宜食用。

养胃功效： 可健脾疏肝。

原料： 佛手 10 克，粳米 50 克。

做法： 佛手洗净，煎汁；粳米淘洗干净，煮粥；快要煮熟时，将佛手药汁倒入即可食用。

经络养脾胃

胃痛不用愁，艾灸天枢穴、阴都穴均可缓解。

艾灸天枢穴，便秘、腹泻都无忧

　　天枢穴是治疗消化系统疾病的重要穴位，消化不良、恶心、胃胀、腹泻、便秘等都可以通过按摩天枢穴来缓解。

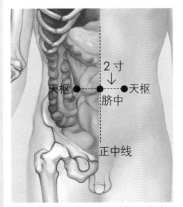

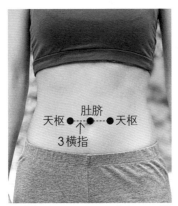

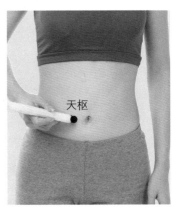

精准定位：在腹部，横平脐中，前正中线旁开2寸。

快速找穴：仰卧，肚脐旁开3横指，按压有酸胀感处即是。

艾灸方法：用艾灸温和灸5~20分钟，每天1次。

艾灸阴都穴，缓解胃痛

　　阴都穴对胃痛有很好的辅助治疗效果。

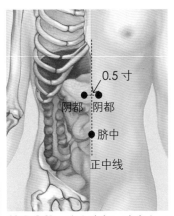

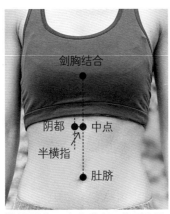

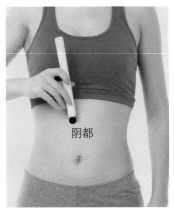

精准定位：在上腹部，脐中上4寸，前正中线旁开0.5寸。

快速找穴：在上腹部，位于剑胸结合与肚脐连线的中点，再旁开半横指处即是。

艾灸方法：用艾灸温和灸5~20分钟，每天1次。

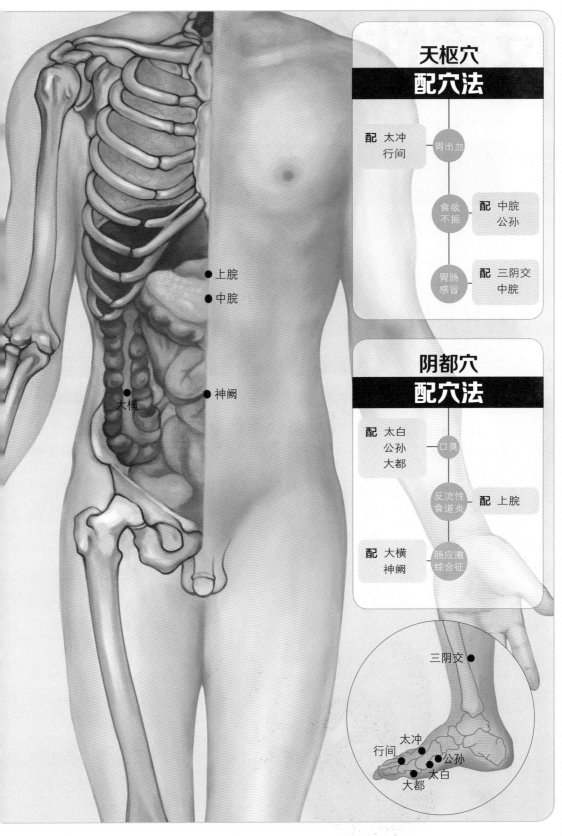

天枢穴
配穴法

配 太冲
　行间 ─ 胃出血

食欲
不振 ─ 配 中脘
　　　　公孙

胃肠
感冒 ─ 配 三阴交
　　　　中脘

阴都穴
配穴法

配 太白
　公孙
　大都 ─ 口臭

反流性
食道炎 ─ 配 上脘

配 大横
　神阙 ─ 肠应激
　　　　综合征

上脘
中脘
神阙
大横

三阴交

行间
太冲
公孙
太白
大都

反流性食道炎

反流性食道炎是由胃、十二指肠内容物反流入食道引起的食道炎症性病变。中医认为,反流性食道炎与情绪不畅、气机上逆有一定关系。

养脾胃食疗方

这样搭配更养胃

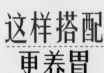

菱角 + 香菇
健脾理气

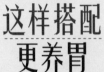

菱角 + 莲藕
补脾清火

菱角

中医认为, 菱角性凉, 味甘、涩, 归脾、胃经, 有补脾益气、强腰膝、健力益气的功效。

【这么吃不伤胃】

养脾胃吃法:生吃、熬粥、清炒、炖、蒸均可。

菱角适合脾胃虚弱型患者。

养脾胃功效: 可健脾气、消暑热。

更多保健功效: 可聪耳明目、强筋骨、安神。

注意事项: 菱角不可生吃过多,以防损伤脾胃。

菱角非常适合脾胃虚弱者食用。

菱角粥
佐餐食用

保护
肠胃黏膜

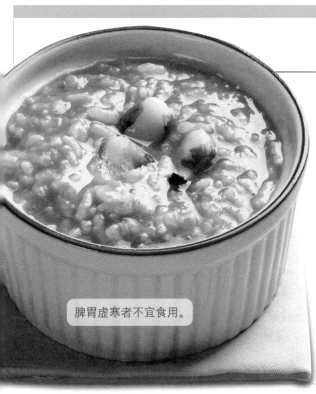

脾胃虚寒者不宜食用。

养胃功效： 可补脾、健脾。

原料： 新鲜菱角 200 克，粳米 100 克，红糖适量。

做法： 粳米淘洗干净，菱角取肉。将准备好的材料放入砂锅中，加适量水，大火煮沸，小火煮熟，加适量的红糖调味即可食用。

菱角藕粉
佐餐食用

适合脾胃
气虚者

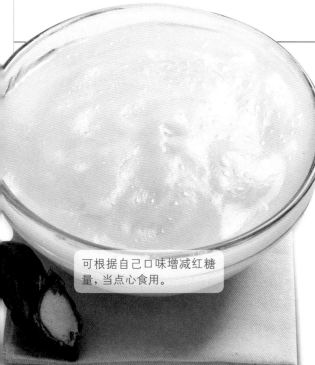

可根据自己口味增减红糖量，当点心食用。

养胃功效： 可促进消化、清心安神。

原料： 菱角 6 个，藕粉 50 克，红糖 20 克。

做法： 将菱角洗净，取菱角果实烘干，研成细粉；菱角壳入锅，适量水煎煮 30 分钟，去渣取汁，趁热调入菱角粉、藕粉，呈黏稠糊状，调入红糖即成。

经络养脾胃

反流性食道炎可以按摩肝俞穴，也可在中脘穴拔罐。

按摩肝俞穴，调节好心情

肝俞穴具有疏肝理气、和胃止痛的作用。木失条达、肝郁气滞、脾不健运，应该疏肝理气，健脾和胃。

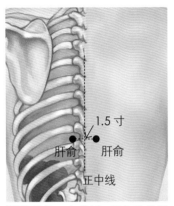

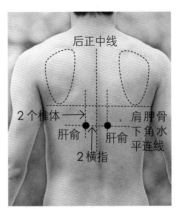

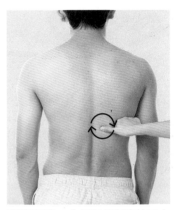

精准定位： 在背部，第9胸椎棘突下，后正中线旁开1.5寸。

快速找穴： 肩胛骨下角水平连线与脊柱相交椎体处，往下推2个椎体，其下缘旁开2横指处即是。

按摩方法： 先用拇指指腹按压在肝俞穴上做旋转运动，由轻到重，至不能承受为止，每次10~30分钟。

在中脘穴拔罐，可改善反流性食道炎

中脘穴对胃痛有很好的辅助治疗效果。

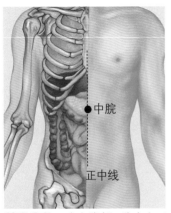

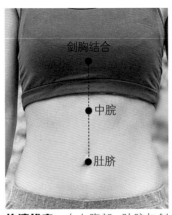

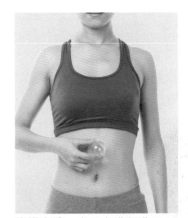

精准定位： 在上腹部，脐中上4寸，前正中线上。

快速找穴： 在上腹部，肚脐与剑胸结合连线的中点处。

拔罐方法： 先用火罐留罐5~10分钟，隔天1次。

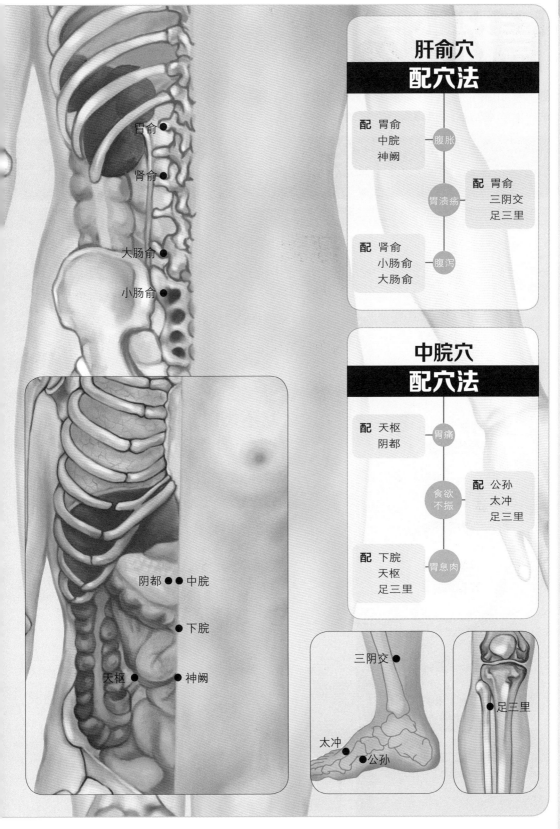

胃俞●

肾俞●

大肠俞●

小肠俞●

阴都●●中脘

●下脘

天枢●　　●神阙

肝俞穴
配穴法

配　胃俞
　　中脘　─腹胀
　　神阙

　　　　　　　　配　胃俞
　　胃溃疡─　　　三阴交
　　　　　　　　　　足三里

配　肾俞
　　小肠俞─腹泻
　　大肠俞

中脘穴
配穴法

配　天枢　─胃痛
　　阴都

　　　　　　　　配　公孙
　　食欲　　　　　　太冲
　　不振─　　　　　足三里

配　下脘
　　天枢　─胃息肉
　　足三里

三阴交●

太冲●　●公孙

●足三里

胃溃疡

腹部疼痛是胃溃疡的主要症状。胃溃疡的疼痛多在餐后1小时内，经 1~2 小时后逐渐缓解，部分患者无症状，严重的情况下可导致胃出血。

养脾胃食疗方

这样搭配更养胃

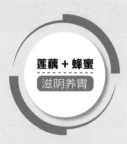

莲藕 + 蜂蜜
滋阴养胃

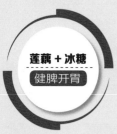

莲藕 + 冰糖
健脾开胃

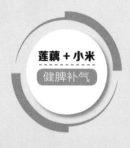

莲藕 + 小米
健脾补气

莲藕

生莲藕，性寒，熟莲藕，性温，味甘。藕煮熟后性由凉变温，有养胃滋阴，健脾益气养血的功效，是一种很好的食补佳品。

【这么吃不伤胃】

养脾胃吃法：煮粥、煲汤、炒食、凉拌等。

莲藕所含的黏液蛋白，可有效减少人体对脂类的吸收，特别适合因脾胃虚弱的患者食用。

养脾胃功效： 可补脾开胃。

更多保健功效： 可生津凉血、减少脂类吸收。

注意事项： 生莲藕性寒，脾胃虚寒腹泻者不食藕。

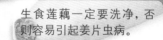

生食莲藕一定要洗净，否则容易引起姜片虫病。

鲜藕粥
早晚代餐食用

适合脾胃
虚弱者

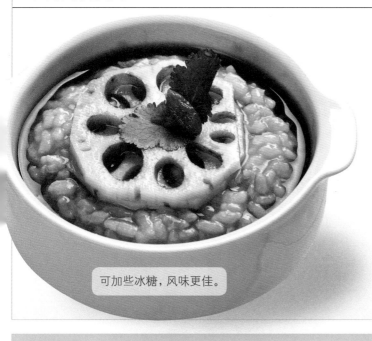

可加些冰糖，风味更佳。

养胃功效：可补脾养胃。

原料：莲藕 1 节，粳米 150 克，红糖、香菜碎、枸杞各适量。

做法：将 150 克粳米淘洗干净；莲藕切成片。将粳米和藕片一同放入锅中，加适量水；开大火将水烧开，加入红糖，再转小火煮 30 分钟，加入香菜碎、枸杞即可。

蜂蜜藕
佐餐食用

适合胃
溃疡者

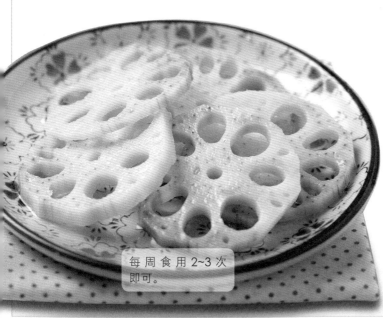

每周食用 2~3 次即可。

养胃功效：可滋阴养胃。

原料：莲藕 1 根，蜂蜜适量。

做法：莲藕洗净，去皮，将一头切下来当作盖，将蜂蜜注入到藕孔里，用牙签将盖盖上固定好，放屉中蒸熟，切片食用。

经络养脾胃

胃溃疡养护可以按摩胃俞穴，也可以在足三里穴贴膏药。

按摩胃俞穴，增强脾胃功能

胃俞穴属足太阳膀胱经，胃腑之气输出的部位，主治胃肠疾病。

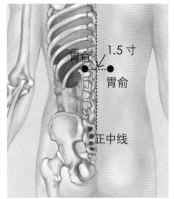 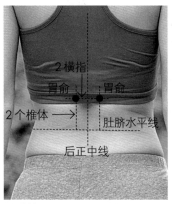 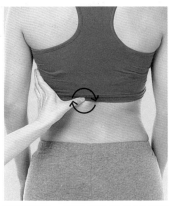

精准定位： 在脊柱区，第12胸椎棘突下，后正中线旁开1.5寸。

快速找穴： 肚脐水平线与脊柱相交椎体处，往上推2个椎体，其上缘旁开2横指处即是。

按摩方法： 用拇指指腹按摩背部胃俞穴，每次3~5分钟。

贴块膏药在足三里穴，更好地调节肺腑活动

足三里穴为胃经合穴，也是胃腑下合穴，具有通降腑气、运脾和胃、行气活血的作用。

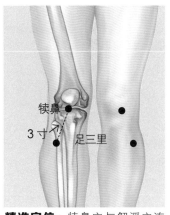 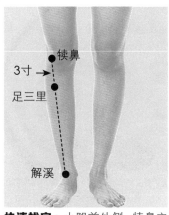 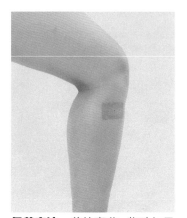

精准定位： 犊鼻穴与解溪穴连线上，犊鼻穴下3寸处。

快速找穴： 小腿前外侧，犊鼻穴下3寸，胫骨前嵴外1寸。

保养方法： 剪块膏药，将砂仁子贴上，贴足三里穴。

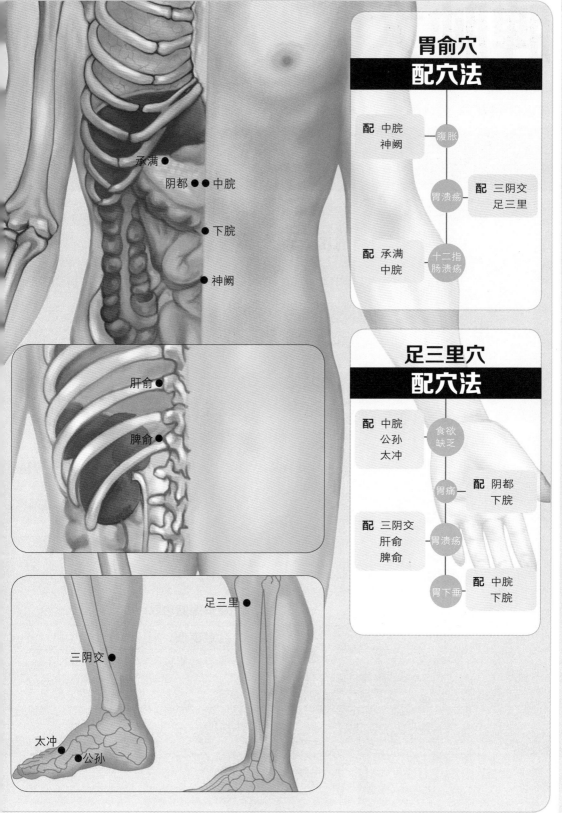

承满●

阴都●●中脘

下脘●

神阙●

肝俞●

脾俞●

足三里●

三阴交●

太冲●

●公孙

胃俞穴
配穴法

配 中脘 — 腹胀
神阙

胃溃疡 — 配 三阴交
足三里

配 承满 — 十二指
中脘　肠溃疡

足三里穴
配穴法

配 中脘 — 食欲
公孙　缺乏
太冲

胃痛 — 配 阴都
下脘

配 三阴交 — 胃溃疡 配 中脘
肝俞
脾俞

胃下垂 — 配 中脘
下脘

脾肿大

在正常情况下，一般摸不到解剖学中的"脾"，若仰卧位或侧卧位能摸到脾边缘即认为脾肿大。中医认为，脾肿大与脾胃气血不足、内有湿热等原因有关。

养脾胃食疗方

这样搭配更养胃

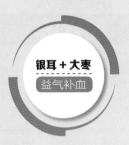

银耳 + 大枣
益气补血

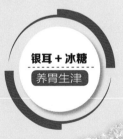

银耳 + 冰糖
养胃生津

银耳

中医认为，银耳能润肺养胃、滋补生津、补肺益气，对脾胃虚弱证、阴虚火旺证等有很好的食疗效果，是清润益胃的理想食物。

【这么吃不伤胃】

养脾胃吃法：煮粥、煲汤、炒食等。

银耳中的膳食纤维，能促进胃肠蠕动，减少对脂肪的吸收，促进消化。

养脾胃功效： 可润肺养胃、补肺益气。

更多保健功效： 可补肾、抗衰老。

注意事项： 银耳嘌呤含量中等，痛风患者慎食。

风寒感冒、湿热生痰咳嗽、有出血症患者忌食银耳。

冰糖莲子银耳羹
作甜点食用

适合脾大、胃酸多者

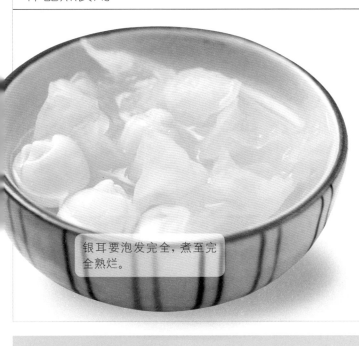

银耳要泡发完全，煮至完全熟烂。

养胃功效： 可补脾养胃、促进消化。

原料： 银耳 1 朵，莲子、冰糖各适量。

做法： 银耳泡发，洗净，撕小块；莲子洗净；二者同放入砂锅，加清水，大火煮沸，小火煲半小时，加适量的冰糖调味即可食用。

银耳红枣枸杞汤
佐餐食用

适合脾胃气虚者

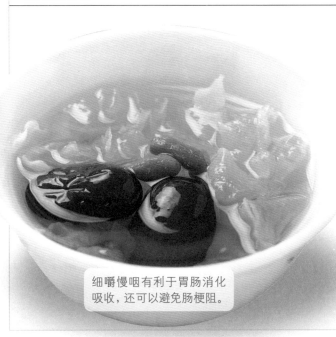

细嚼慢咽有利于胃肠消化吸收，还可以避免肠梗阻。

养胃功效： 可滋阴养血、健脾益气。

原料： 银耳 30 克，红枣 20 克，枸杞、冰糖各适量。

做法： 银耳泡发，洗净，撕小块；红枣、枸杞分别洗净；除冰糖外，将准备好的材料放入砂锅，加清水，大火煮沸，小火煲 1 小时，加冰糖调味即可食用。

经络养脾胃

疏肝健脾、理气散结找章门穴和曲池穴。

按摩章门穴，促进血液循环

常按章门穴可疏肝健脾，理气散结。

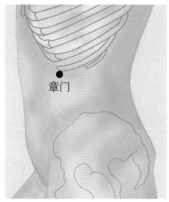

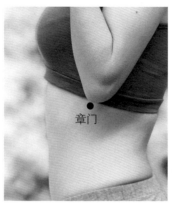

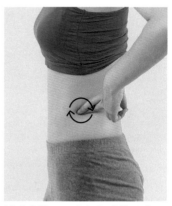

精准定位： 侧腹部，第 11 肋游离端的下际。

快速找穴： 正坐，屈肘合腋，肘尖所指处，按压有酸胀感处即是。

按摩方法： 用食指指腹按压章门穴，每天数次，每次 3~5 分钟。

在曲池穴拔罐，可保肝护脾

曲池穴主治感冒、外感发热、咳嗽、气喘、腹痛，可常按。

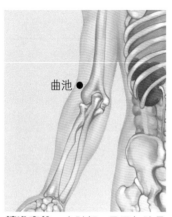

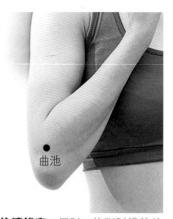

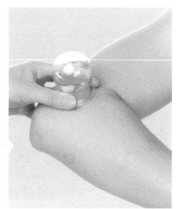

精准定位： 在肘部，尺泽与肱骨外上髁连线的中点处。

快速找穴： 屈肘，找到肘横纹终点和肱骨外上髁，两者连线中点处。

拔罐方法： 留罐 10~20 分钟，隔天 1 次。

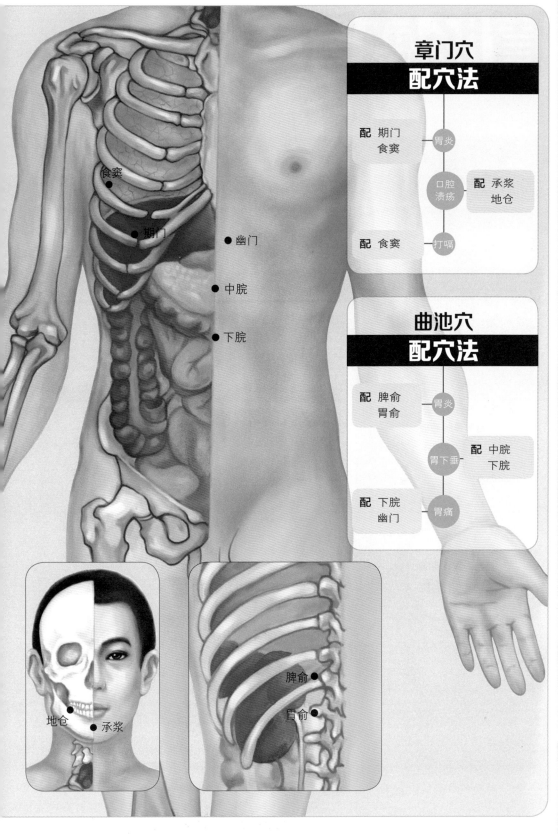

食窦

期门

幽门

中脘

下脘

章门穴
配穴法

配 期门
食窦　　胃炎

　　　　口腔
　　　　溃扬　　配 承浆
　　　　　　　　　地仓

配 食窦　　打嗝

曲池穴
配穴法

配 脾俞
胃俞　　胃炎

　　　　胃下垂　　配 中脘
　　　　　　　　　下脘

配 下脘
幽门　　胃痛

地仓　　承浆

脾俞

胃俞

胃肠感冒

胃肠型感冒也称胃肠感冒，西医认为其与病毒感染有关，症状表现为腹泻、腹胀、腹痛、呕吐等。中医认为湿热、寒湿、饮食不节制等都是诱发原因。

养脾胃食疗方

这样搭配更养胃

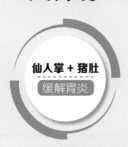

仙人掌 + 猪肚
缓解胃炎

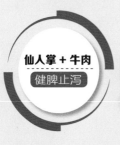

仙人掌 + 牛肉
健脾止泻

食用前一定要把刺处理干净。

仙人掌

中医认为仙人掌性寒，能行气活血、清热解毒、健脾止泻，另外，仙人掌还有抗炎功效。

【这么吃不伤胃】

养脾胃吃法：炖食、炒食、凉拌、酿酒等均可。

民间多用于治疗腮腺炎、乳腺炎、疖肿等。

养脾胃功效： 可健脾止泻、健胃止痛。

更多保健功效： 可抗衰老、可美白养颜。

注意事项： 不要过量食用仙人掌，因为仙人掌含有毒碱，食用后能作用于中枢神经，如果食用过多可能会使人产生幻象。

仙人掌炒牛肉
佐餐食用

**适合中气
不足者**

养胃功效： 可补脾键气。

原料： 牛肉 80 克，仙人掌 60
克，盐、料酒各适量。

做法： 将牛肉洗净，用盐、
料酒稍腌一会儿；仙人掌
洗净，切片。油锅烧热后
入牛肉煸炒到熟后入仙
人掌片，炒熟即可。

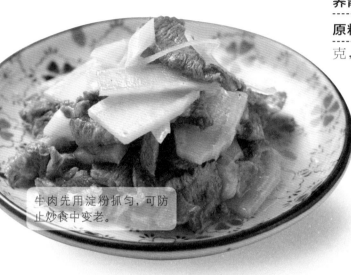

牛肉先用淀粉抓匀，可防
止炒食中变老。

仙人掌炖猪肚
佐餐食用

**适合胃肠
感冒、胃炎
者**

养胃功效： 可止腹泻、缓解
胃炎。

原料： 猪肚 1 个，仙人
掌 30~60 克，盐适量。

做法： 猪肚洗净，切
块，用盐稍腌一会
儿；仙人掌处理干净
后切成片。将仙人掌片、
猪肚块一起放入锅中，加
适量水，以小火炖至熟烂即可。

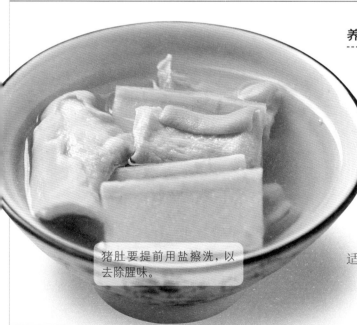

猪肚要提前用盐擦洗，以
去除腥味。

经络养脾胃

胃肠感冒可以常按足三里穴，艾灸三阴交穴。

艾灸三阴交，护胃第一步

三阴交穴可疏风散热，有助于促进胃肠感冒好转。

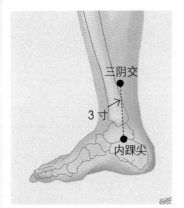
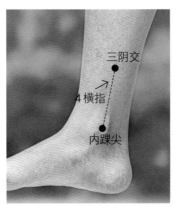
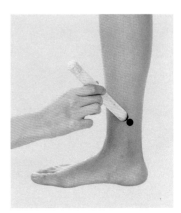

精准定位： 在小腿内侧，内踝尖上3寸，胫骨内侧缘后际。

快速找穴： 正坐或仰卧，胫骨内侧面后缘，内踝尖直上4横指。

艾灸方法： 用艾条温和灸5~20分钟，每天1次。

常按摩足三里，可补气培元

足三里穴为胃经合穴，常按可补气培元、清利湿热、改善腹泻。

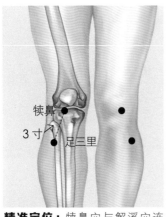
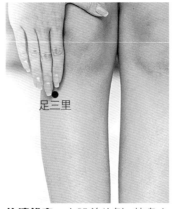
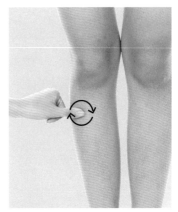

精准定位： 犊鼻穴与解溪穴连线上，犊鼻穴下3寸处。

快速找穴： 小腿前外侧，犊鼻穴下3寸，胫骨前嵴外1寸。

按摩方法： 用拇指按压足三里，每次按压5~10分钟。

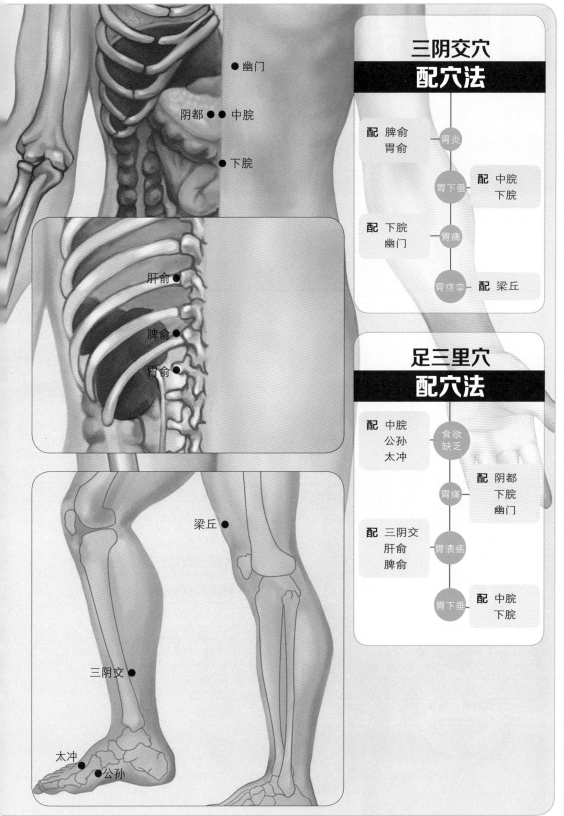

● 幽门

阴都 ●● 中脘

● 下脘

肝俞 ●

脾俞 ●

胃俞 ●

梁丘 ●

三阴交 ●

太冲 ●
● 公孙

三阴交穴
配穴法

配 脾俞 —— 胃炎
　 胃俞

　　　　　胃下垂 —— 配 中脘
　　　　　　　　　　　下脘

配 下脘 —— 胃痛
　 幽门

　　　　　胃痉挛 —— 配 梁丘

足三里穴
配穴法

配 中脘 —— 食欲
　 公孙　　 缺乏
　 太冲

　　　　　胃痛 —— 配 阴都
　　　　　　　　　　　下脘
　　　　　　　　　　　幽门

配 三阴交 —— 胃溃疡
　 肝俞
　 脾俞

　　　　　胃下垂 —— 配 中脘
　　　　　　　　　　　下脘

口腔溃疡

中医认为口腔溃疡的发生主要与脾胃虚弱有关系。脾胃虚弱，气机不畅，会阻碍营养吸收，引发口唇失养，从而引发口腔溃疡。

养脾胃食疗方

这样搭配更养胃

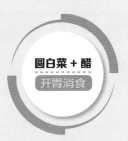
圆白菜 + 醋
开胃消食

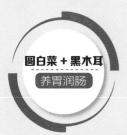
圆白菜 + 黑木耳
养胃润肠

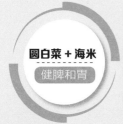
圆白菜 + 海米
健脾和胃

圆白菜

圆白菜含有维生素 U，具有保护黏膜细胞的作用，能加速创面愈合，对溃疡有着很好的治疗作用。

【这么吃不伤胃】

养脾胃吃法：煲汤、炒食、凉拌等均可。

圆白菜富含防衰老的抗氧化成分，具有提高免疫力、增进身体健康的功效。

养脾胃功效： 可益脾胃、壮筋骨。

更多保健功效： 可防治失眠、缓解痛风、降低血糖。

注意事项： 圆白菜含有大量膳食纤维，这种膳食纤维质硬，所以容易出现脾胃虚寒、泄泻症状者不宜多食。

圆白菜清除胃火的功效很好。

糖醋圆白菜
佐餐食用

脾胃虚寒者
不宜食用

养胃功效： 可益脾胃、促消化。

原料： 圆白菜 50 克，白糖、食醋、花椒、酱油、盐各适量。

做法： 先将圆白菜切片。油锅烧热后下入花椒炸出香味，取出花椒丢掉，投入圆白菜片炒至半熟，加入白糖、食醋、酱油、盐，急炒几下即成。

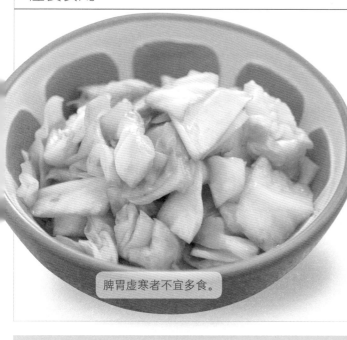

脾胃虚寒者不宜多食。

青椒圆白菜
佐餐食用

保护
胃黏膜

养胃功效： 可益脾胃。

原料： 圆白菜 250 克，青椒 50 克，胡萝卜 30 克，盐、糖各适量。

做法： 先将圆白菜一片一片剥下来洗净，手撕成片；将青椒、胡萝卜洗净切片。油锅烧热倒入圆白菜、胡萝卜翻炒，翻炒的同时加入一小勺盐，半小勺糖，圆白菜炒软，立刻倒入青椒，煸炒断生就关火，即可食用。

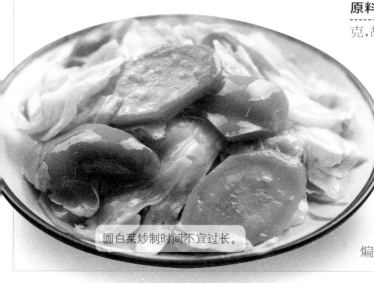

圆白菜炒制时间不宜过长。

经络养脾胃

口腔溃疡需清火，地仓穴、厉兑穴均可帮你忙。

口腔溃疡不用愁，按按地仓穴就能好

按摩地仓穴适合心脾积热型口腔溃疡患者。

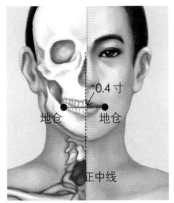

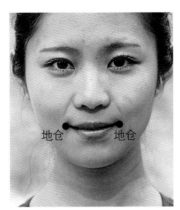

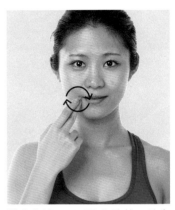

精准定位： 在面部，口角旁开0.4寸。

快速找穴： 轻闭口，瞳孔直下，与口角水平线相交处。

按摩方法： 用手指指腹按压地仓穴，每次3~5分钟。

只需轻刺厉兑穴，即可清热泻火

厉兑穴是足阳明胃经之井穴，取之放血具有清热泻火、消肿止痛的功效。

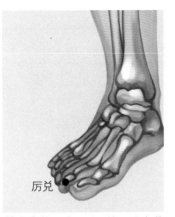

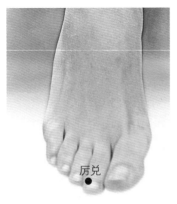

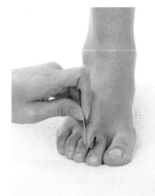

精准定位： 在足趾，第2趾末节外侧，趾甲根角侧后方0.1寸。

快速找穴： 足背第2趾趾甲外侧缘与趾甲下缘各作一垂线，交点处即是。

放血方法： 取脚部的厉兑穴用碘酒或酒精消毒，然后用针头快速刺一下，挤出几滴血即可。

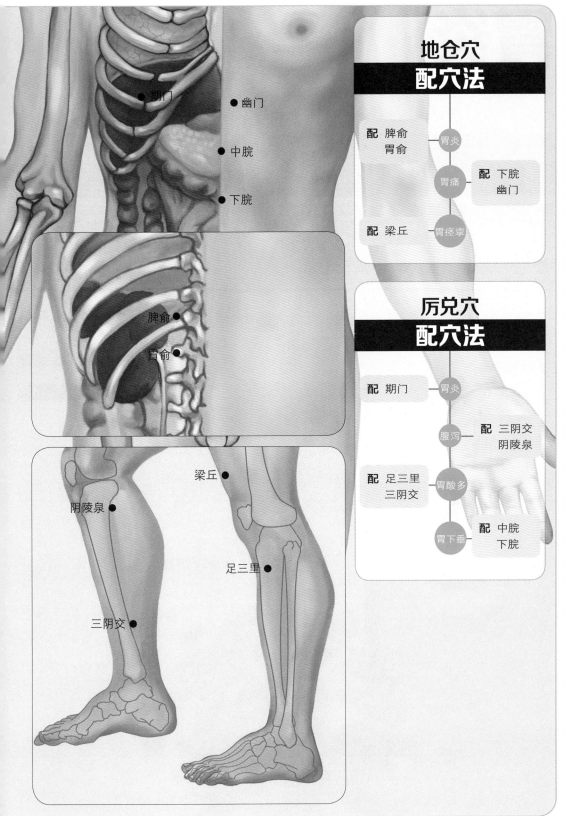

地仓穴
配穴法

配 脾俞 胃俞 — 胃炎

胃痛 — 配 下脘 幽门

配 梁丘 — 胃痉挛

厉兑穴
配穴法

配 期门 — 胃炎

腹泻 — 配 三阴交 阴陵泉

配 足三里 三阴交 — 胃酸多

胃下垂 — 配 中脘 下脘

期门

幽门

中脘

下脘

脾俞

胃俞

梁丘

阴陵泉

足三里

三阴交

胃炎

中医认为，造成胃炎的主要原因是气机不畅。通则不痛，痛则不通。所以，爱生气、湿热体质、伴有瘀血阻滞及久病体虚的人，都易患胃炎。

养脾胃食疗方

这样搭配更养胃

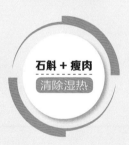

石斛 + 瘦肉
清除湿热

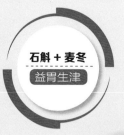

石斛 + 麦冬
益胃生津

石斛 (hú)

石斛，性寒，归胃、肾、肺经，能益胃生津、滋阴清热。

【这么吃不伤胃】

养脾胃吃法：可泡茶、泡酒等。

石斛食疗能清除湿热，改善胃部内环境，有助于胃炎好转。

养脾胃功效： 可益胃生津、清除胃热。

更多保健功效： 可改善口干烦渴、食少干呕。

注意事项： 热病早期阴未伤者、温湿病未化燥者、脾胃虚寒腹泻者忌食。

胃肾虚热者最宜食用石斛。

白芍石斛瘦肉汤

佐餐食用

促进
胃液分泌

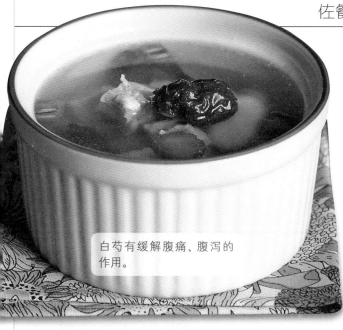

白芍有缓解腹痛、腹泻的作用。

养胃功效： 可健胃、促消化。

原料： 猪瘦肉 200 克，白芍、石斛各 12 克，红枣 4 颗，盐适量。

做法： 猪瘦肉切块；白芍、石斛、红枣 (去核) 洗净。把全部材料一起放入锅内，加水适量，大火煮沸后，小火煮 1~2 小时，加适量盐调味即可。

麦冬石斛茶

代茶饮

适合
胃炎患者

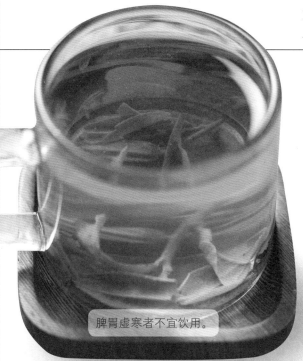

脾胃虚寒者不宜饮用。

养胃功效： 可补胃益气。

原料： 麦冬 10 克，石斛 6 克，绿茶 3 克。

做法： 将麦冬、石斛同研成粉末，与绿茶一起放入大杯中，用沸水冲泡，加盖闷 10 分钟即成。

经络养脾胃

胃炎调养可拔罐、走罐，穴位可选章门穴等。

在章门穴上拔罐，可消炎止痛

章门穴，为足太阴经、厥阴经的交会穴，脾经募穴，八会穴之一。

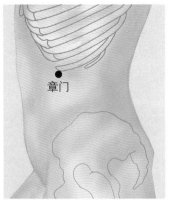

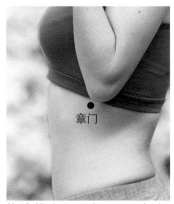

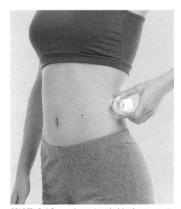

精准定位：侧腹部，第 11 肋游离端的下际。

快速找穴：正坐，屈肘合腋，肘尖所指处，按压有酸胀感处即是。

拔罐方法：先用指腹按摩 2~3 分钟，再留罐 10~15 分钟。

在膀胱经上走罐，可健脾护胃

膀胱经在背部，其中重点吸拔胃俞穴。

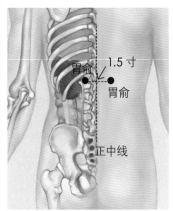

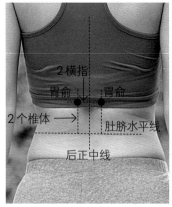

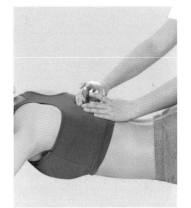

精准定位：在下背部，第 12 胸椎棘突下，后正中线旁开 1.5 寸。

快速找穴：肚脐水平线与脊柱相交椎体处，往上推 2 个椎体，其上缘旁开 2 横指处即是。

走罐方法：在背部膀胱经循行部位连续走罐，重点在胃俞穴留罐 10~15 分钟。

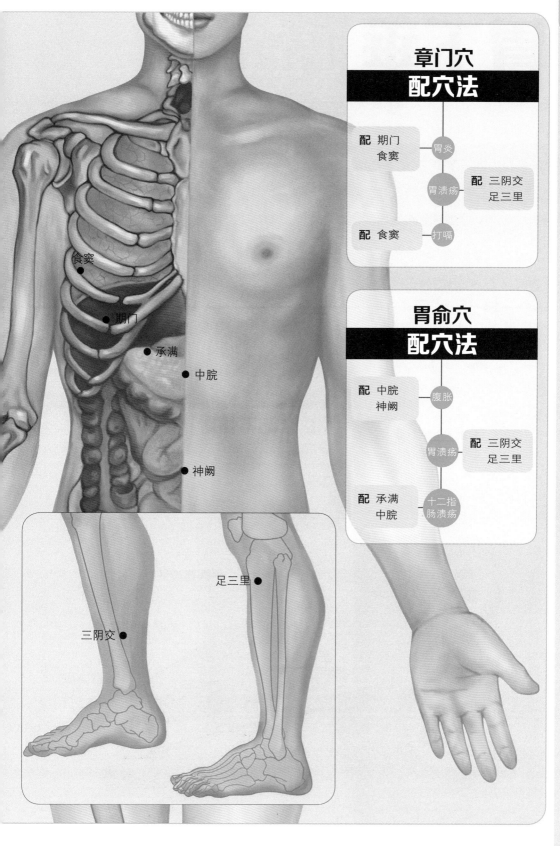

章门穴
配穴法

配 期门
食窦

胃炎

胃溃疡 —— 配 三阴交
足三里

配 食窦

打嗝

胃俞穴
配穴法

配 中脘
神阙

腹胀

胃溃疡 —— 配 三阴交
足三里

配 承满
中脘

十二指
肠溃疡

食窦

期门

承满

中脘

神阙

足三里

三阴交

胃下垂

脾气和胃气亏虚的时候，胃腑就会下垂。加上很多人在饮食上长期不节制，总是暴饮暴食，喜食膏粱厚味，造成脾胃湿热，使得脾胃之气受到了损伤。

养脾胃食疗方

这样搭配更养胃

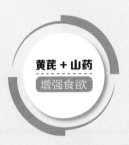

黄芪＋山药
增强食欲

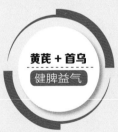

黄芪＋首乌
健脾益气

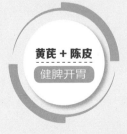

黄芪＋陈皮
健脾开胃

黄芪

黄芪，性微温，味甘，可用于因免疫力低下导致的虚汗病症，也可用于补气、增进脾脏功能以及治疗代谢能力低下。

【这么吃不伤胃】

养脾胃吃法:可熬粥、泡茶饮、泡酒、煲汤等。

黄芪对气虚者能够很好地健脾补气。

养脾胃功效：可补气健脾、增加食欲、提高肠胃吸收功能。

更多保健功效：可利尿消肿、拔毒生肌。

注意事项：感冒和女性经期期间不宜食黄芪。

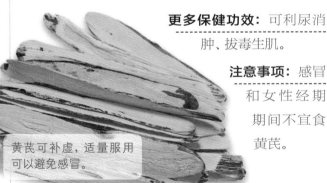

黄芪可补虚，适量服用可以避免感冒。

黄芪陈皮猪肚粥
佐餐食用

增加食欲

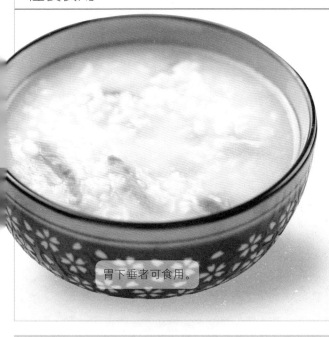

胃下垂者可食用。

养胃功效： 可健脾开胃。

原料： 黄芪 50 克，陈皮 20 克，猪肚 1 个，粳米 10 克，料酒、姜片、蒜片、葱段、盐各适量。

做法： 先将猪肚洗净；黄芪切片；陈皮洗净；粳米淘洗干净。将除猪肚和粳米外的所有材料放入锅内，加水，大火烧沸后捞出，放入猪肚、粳米，小火炖煮 1.5 小时，加盐调味即可食用。

黄芪红枣茶
代茶饮

适合气血不足的胃虚者

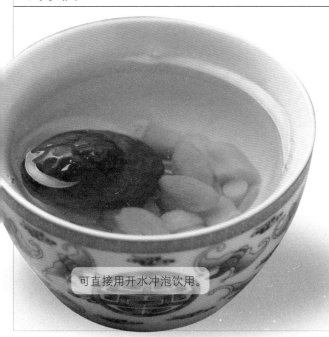

可直接用开水冲泡饮用。

养胃功效： 可暖胃益气。

原料： 红枣 3 颗，黄芪 10 克，枸杞 10 粒，冰糖适量。

做法： 将准备好的材料洗净后都放到砂锅中，加清水，小火煮半小时，加冰糖调味即可饮用。

经络养脾胃

胃下垂按摩百会穴、下脘穴均有疗效。

按摩百会穴，可升清降浊

百会穴有升阳举陷、提升脾气的功效。

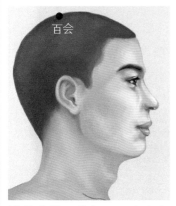

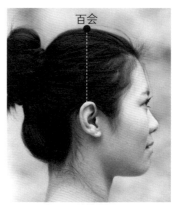

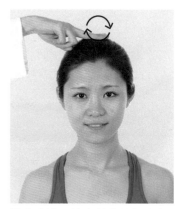

精准定位：前发际正中直上5寸。

快速找穴：正坐，两耳尖与头正中线相交处，按压有凹陷。

按摩方法：按摩前先放松全身，静坐1~2分钟。用手指指腹放在百会穴上，适当用力按揉1分钟。

按摩下脘穴，可疏肝和胃

下脘穴除主胃腑疾病外，偏重治疗小肠、脾胃运化之疾。可以和中理气，温中化里。

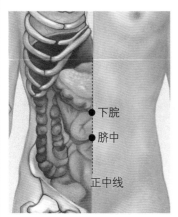

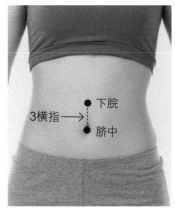

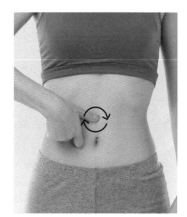

精准定位：在上腹部，脐中上2寸，前正中线上。

快速找穴：在上腹部，正中线上，肚脐中央向上3横指处即是。

按摩方法：以拇指指腹按摩下脘穴，每次按摩5~10分钟。

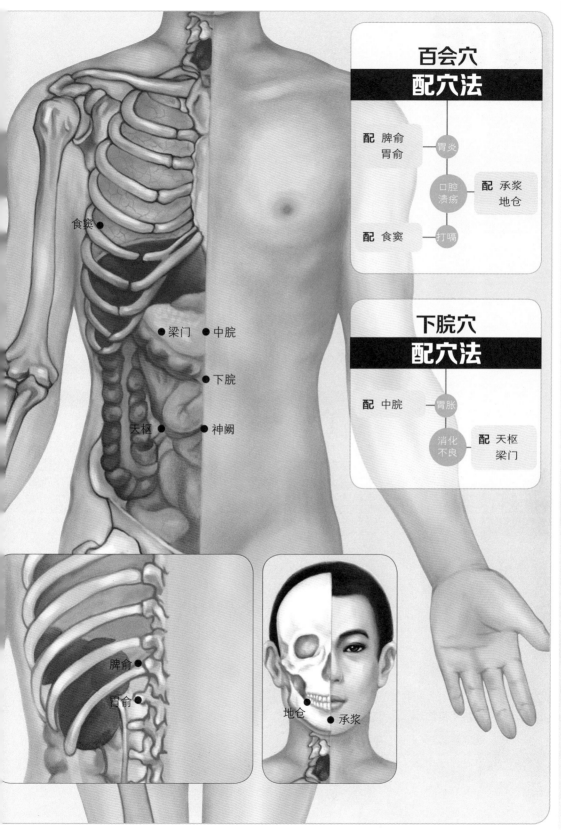

食窦●

百会穴
配穴法

配 脾俞
胃俞 ── 胃炎

口腔
溃疡 ── 配 承浆
地仓

配 食窦 ── 打嗝

●梁门 ●中脘

●下脘

天枢● ●神阙

下脘穴
配穴法

配 中脘 ── 胃胀

消化
不良 ── 配 天枢
梁门

脾俞●

胃俞●

地仓● ●承浆

腹泻

过食生冷，或感受风寒后引起的腹泻，中医称为寒泻；肠胃积热，或外受暑湿引起腹泻，称为热泻；父母喂养不当，或孩子吃得过多引起的腹泻，称伤食泻。

养脾胃食疗方

这样搭配更养胃

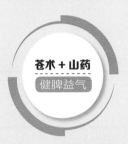

苍术 + 山药
健脾益气

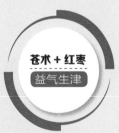

苍术 + 红枣
益气生津

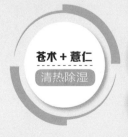

苍术 + 薏仁
清热除湿

苍术（zhú）

苍术根状茎入药，为运脾药，有除寒燥湿功效。若是因为寒湿而腹泻不止，可以用苍术来进行食疗，不但能止泻，还能止痛。

【这么吃不伤胃】

养脾胃吃法：可用其熬粥、煲汤、煮茶等。

苍术为补中益气之要药，能纠正病理状态的胃肠运动功能紊乱。

养脾胃功效： 可补气健脾、调节胃肠运动。

更多保健功效： 可补血生津、补益肺气。

注意事项： 切忌与大蒜一同服用。

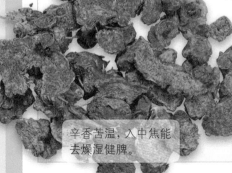

辛香苦温，入中焦能去燥湿健脾。

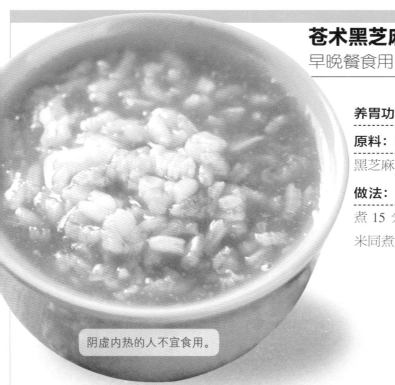

苍术黑芝麻粥
早晚餐食用

增加食欲

养胃功效： 可益气生津。

原料： 糯米 50 克，苍术 6 克，黑芝麻适量。

做法： 将黑芝麻及苍术放水煮 15 分钟，去渣取汁，与糯米同煮粥食用。

阴虚内热的人不宜食用。

平胃汤
每日1剂

改善消化道功能紊乱

养胃功效： 可健脾和中。

原料： 苍术 120 克，厚朴 90 克，陈皮 60 克，炙甘草 30 克。

做法： 将所有药材研磨成细末，每服 4~6 克，或作汤剂，水煎服。

阴虚气滞、脾胃虚弱者不宜食用。

经络养脾胃

腹泻需保暖，温暖身体，按摩长强穴、神阙穴均可。

温暖长强穴，有效止泻

长强穴尤其适用于脾肾阳虚型腹泻患者。

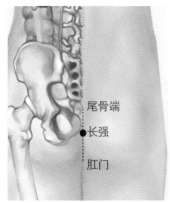

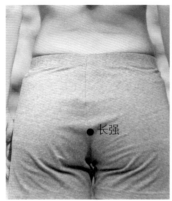

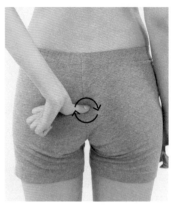

精准定位：在会阴区，尾骨下方，尾骨端与肛门连线的中点处。

快速找穴：仰卧屈膝，在尾骨端下，尾骨端与肛门连线中点处即是。

按摩方法：每天坚持按揉长强穴1~3分钟，还可以用吹风机将长强穴加热到暖和。

按摩神阙穴，缓解腹泻、腹痛

给神阙穴按摩前将双手搓热，避免受到寒气侵袭。

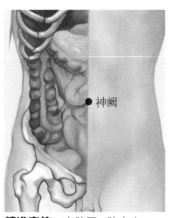

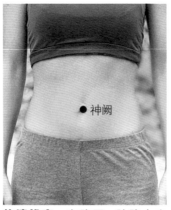

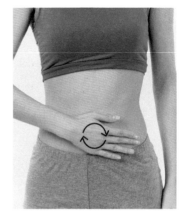

精准定位：在脐区，脐中央。

快速找穴：在脐区，肚脐中央即是。

按摩方法：以脐为中心，用手掌逆时针方向摩腹20圈。

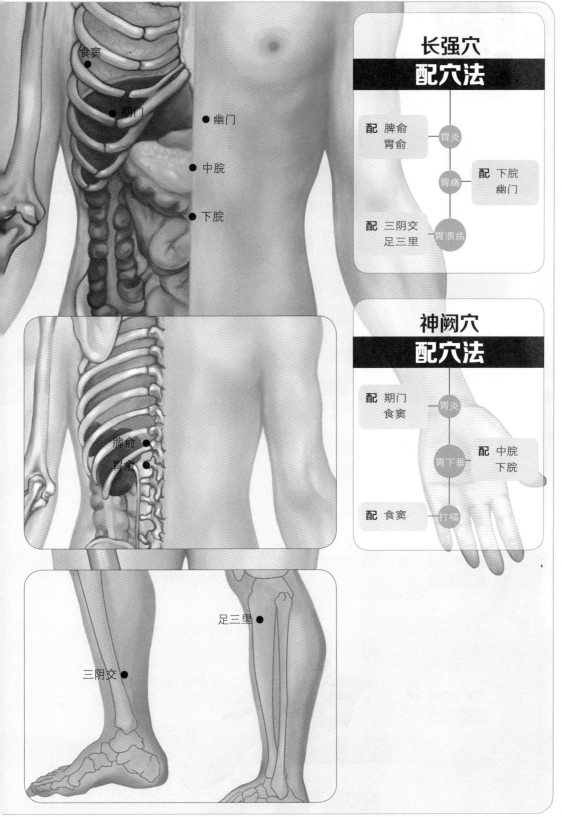

长强穴

配穴法

配 脾俞
　胃俞

胃炎

配 下脘
　幽门

胃痛

配 三阴交
　足三里

胃溃扬

神阙穴

配穴法

配 期门
　食窦

胃炎

配 中脘
　下脘

胃下垂

配 食窦

打嗝

食窦

期门

幽门

中脘

下脘

脾俞

胃俞

足三里

三阴交

便秘

脾胃气虚，推动力下降，就容易导致便秘。另外，肠道阴虚水分不足，也会导致便秘。

养脾胃食疗方

这样搭配更养胃

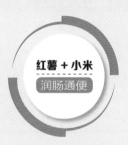

红薯 + 小米
润肠通便

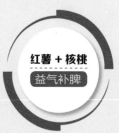

红薯 + 核桃
益气补脾

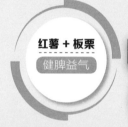

红薯 + 板栗
健脾益气

红薯

红薯含有大量不易被消化酵素破坏的膳食纤维和果胶，能促进消化液分泌及肠胃蠕动，从而起到通便作用。

【这么吃不伤胃】

养脾胃吃法：可熬粥、蒸煮、煲汤等。

脾胃气虚的人脸色不好，不妨吃点红薯。对于红薯的功效，中医里面有这样的记载："食补脾胃，益气力，御风寒，益颜色。"

养脾胃功效：有补虚、健脾开胃、益气生津等功效。

更多保健功效：可补气血、美容养颜。

注意事项：红薯不宜吃得过多。红薯吃得过多，会使人腹胀、呃逆、多矢气。另外，吃多了会刺激胃酸大量分泌，使人感到"胃灼热"。

红薯不宜冷吃和空腹吃。

小米红薯粥

早晚餐食用

增加食欲

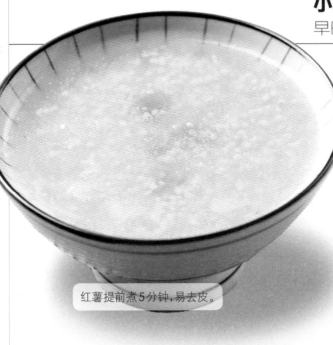

红薯提前煮5分钟，易去皮。

养胃功效：可健脾益气。

原料：小米 100 克，红薯半个。

做法：红薯洗净后，去皮切成小块；小米淘洗干净。锅中加水，放入小米和红薯块，大火煮沸，转小火熬煮至熟即可。

红薯玉米粥

早晚餐食用

改善便秘

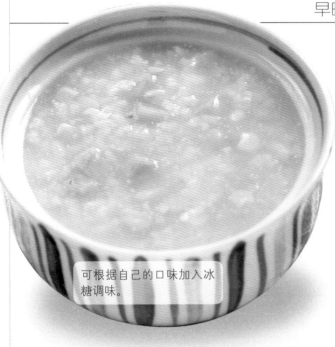

可根据自己的口味加入冰糖调味。

养胃功效：可通便润肠。

原料：粳米 50 克，红薯半个，玉米粒 30 克。

做法：将红薯洗净后，去皮切成块；粳米淘洗干净；将粳米淘净后，加入切成块的红薯、玉米粒，慢慢煮至熟烂即可。

经络养脾胃

便秘者可选择按摩天枢穴，也可在大肠俞刮痧。

按摩天枢穴，促进肠胃蠕动

天枢穴是足阳胃经所经腹部要穴，常按摩可促进脾胃气机运行。

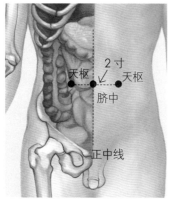

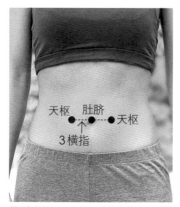

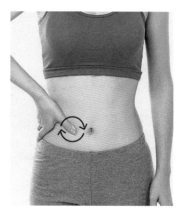

精准定位： 在腹部，横平脐中，前正中线旁开2寸。

快速找穴： 仰卧，肚脐旁开3横指，按压有酸胀感处即是。

按摩方法： 用大拇指或掌根按揉天枢穴200次。

在大肠俞上刮痧，可调脏腑、利腰脊

按摩大肠俞可以改善便秘，尤其适于气虚型患者。

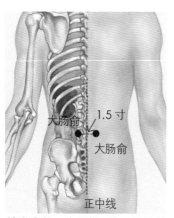

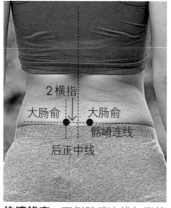

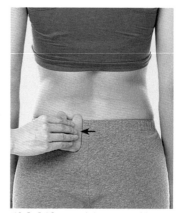

精准定位： 在腰部，第4腰椎棘突下，后正中线旁开1.5寸。

快速找穴： 两侧髂嵴连线与脊柱交点，旁开量2横指处即是。

刮痧方法： 从中间向外刮拭3~5分钟，隔天1次。

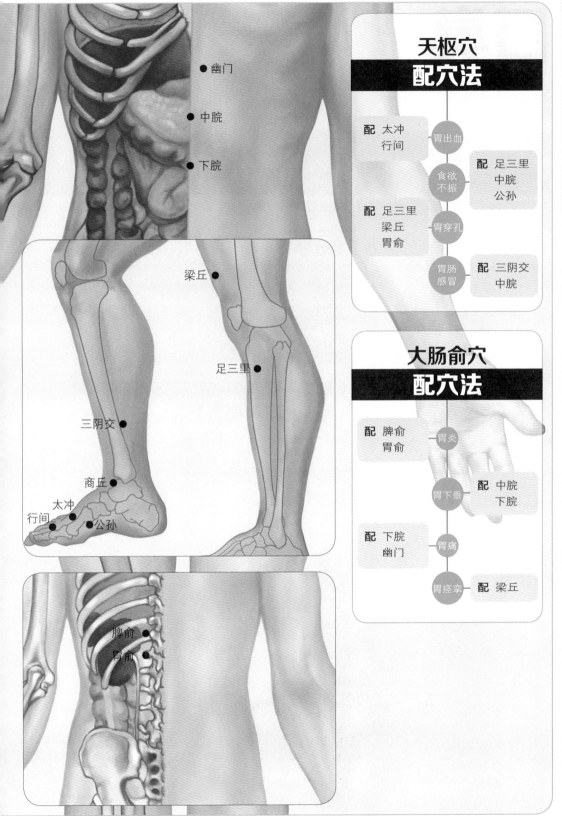

幽门

中脘

下脘

梁丘

足三里

三阴交

商丘

太冲
行间
公孙

脾俞
胃俞

天枢穴
配穴法

配 太冲 行间 ── 胃出血

食欲不振 ── 配 足三里 中脘 公孙

配 足三里 梁丘 胃俞 ── 胃穿孔

胃肠感冒 ── 配 三阴交 中脘

大肠俞穴
配穴法

配 脾俞 胃俞 ── 胃炎

胃下垂 ── 配 中脘 下脘

配 下脘 幽门 ── 胃痛

胃痉挛 ── 配 梁丘

口臭

过饱伤胃，导致食积于胃，得不到有效消化则会导致口臭。另外，肝脾不和，脾胃之气循行不畅，甚至胃气上逆则易导致口臭。

养脾胃食疗方

这样搭配更养胃

莴笋 + 香菇
利尿通便

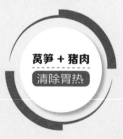

莴笋 + 猪肉
清除胃热

莴笋

莴笋含莴苣素，味苦，有镇痛的作用。莴笋含钾量较高，有利于促进排尿，减少对心房的压力，对高血压和心脏病患者极为有益。

【这么吃不伤胃】

养脾胃吃法：可熬粥、炒食、凉拌等。

莴笋性凉，能清胃热，也能促进肠胃蠕动，起到润肠通便功效。

养脾胃功效：有健脾开胃、促进消化、促进肠胃蠕动等功效。

更多保健功效：可降血压。

注意事项：莴笋属于寒凉食品，不宜连续多吃。

莴笋味道清新且略带苦味，可刺激消化酶分泌，增进食欲。

清炒莴笋
佐餐食用

除口臭

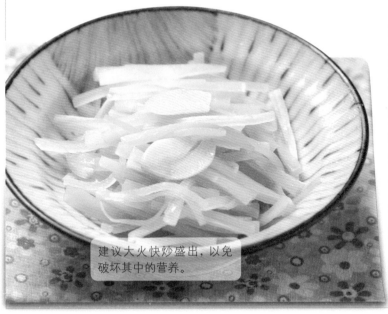

建议大火快炒盛出，以免破坏其中的营养。

养胃功效： 可清湿热。

原料： 莴笋 1 根，蒜头 2 瓣，盐适量。

做法： 莴笋洗净切细丝；蒜头切片。锅中烧油，油热后放入蒜片、莴笋翻炒，其间放少量水，大概 2 分钟后放入盐炒匀，即可装盘。

粳米莴笋粥
早晚餐食用

除口臭

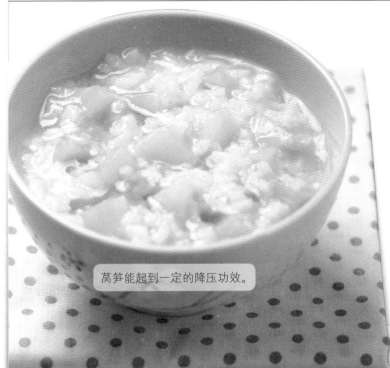

莴笋能起到一定的降压功效。

养胃功效： 能清湿热。

原料： 粳米 100 克，莴笋 250 克，盐、香油各适量。

做法： 莴笋去皮，洗净，切小块；粳米洗净；以上材料同入砂锅中，加水，大火煮沸，小火煮熟，放入盐、香油调味即可。

经络养脾胃

口臭改善很简单，可按摩大都穴、大陵穴。

按摩大都穴，有效缓解口臭

大都穴可以治疗各种类型口臭，尤其适用于脾胃湿热型口臭。

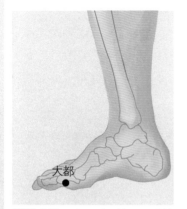

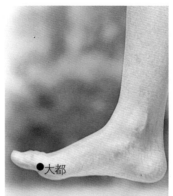

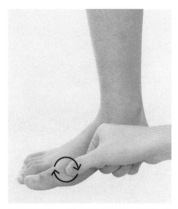

精准定位： 在足趾，第 1 跖趾关节远端赤白肉际凹陷中。

快速找穴： 足大趾与足掌所构成的关节，前下方掌背交界线凹陷处即是。

按摩方法： 用手指指腹按压大都穴，每次 3~5 分钟。

按摩大陵穴，改善肝脾肾

脾胃生发的干热之气会在大陵穴处堆积，因此经常按摩大陵穴，能泻火祛湿。

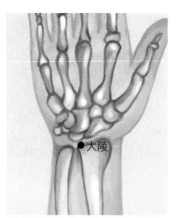

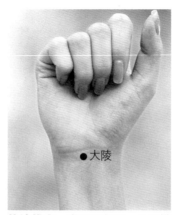

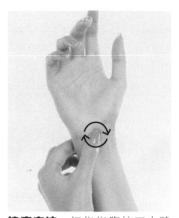

精准定位： 在腕前区，腕掌侧远端横纹中，掌长肌腱与桡侧腕屈肌腱之间。

快速找穴： 微屈腕握拳，从腕横纹上，两条索状筋之间即是。

按摩方法： 拇指指腹按压大陵穴，早晚各1次，双臂各1~3分钟。

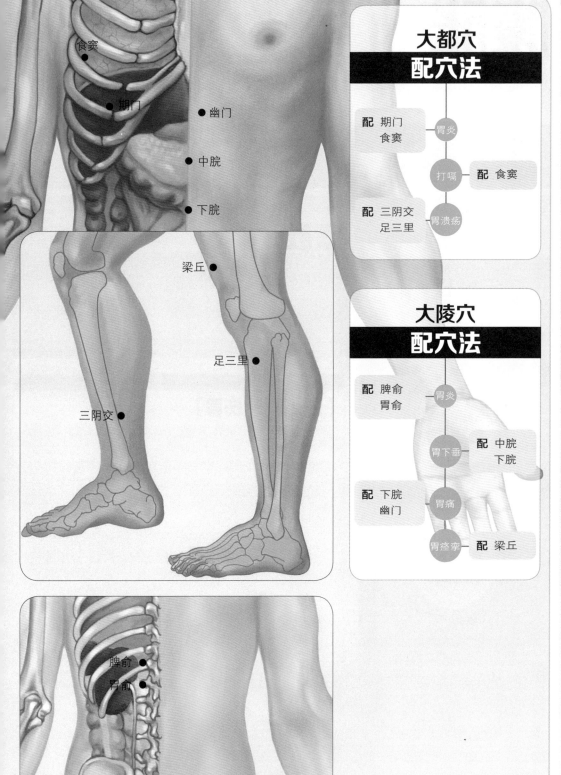

食窦

期门

幽门

中脘

下脘

梁丘

足三里

三阴交

脾俞

胃俞

大都穴
配穴法

配 期门 — 胃炎
食窦

打嗝 — 配 食窦

配 三阴交 — 胃溃疡
足三里

大陵穴
配穴法

配 脾俞 — 胃炎
胃俞

胃下垂 — 配 中脘
下脘

配 下脘 — 胃痛
幽门

胃痉挛 — 配 梁丘

腹胀

饮食不洁或过食生冷，湿热蕴于中焦，就会出现腹胀；加上情绪郁闷不舒，精神压力大，肝失疏泄，会导致腹胀加重。

养脾胃食疗方

这样搭配更养胃

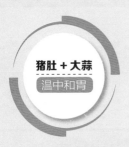

猪肚 + 大蒜
温中和胃

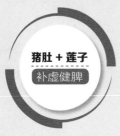

猪肚 + 莲子
补虚健脾

猪肚

中医认为猪肚具有补虚损、健脾胃的功效。

【这么吃不伤胃】

养脾胃吃法：可煮食、炒食或炖汤食用等。

猪肚中所含的胃膜素等消化活性物质，对胃黏膜有一定的保护作用。

养脾胃功效：有健脾胃、补虚损等功效。

更多保健功效：可治水泄、补气、改善尿频。

注意事项：冠心病、血脂异常等患者应少食。

女性常食，还可保养皮肤。

猪肚枸杞粥
早晚餐食用

改善腹胀

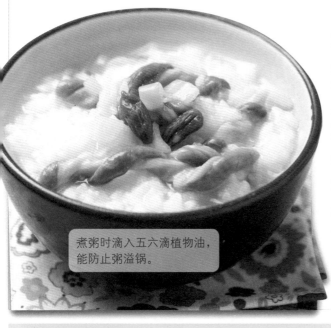

养胃功效： 可温中和胃。

原料： 熟猪肚、粳米各 100 克，枸杞子、葱花、姜片、盐各适量。

做法： 将猪肚切丝，粳米淘净，枸杞子洗净；将处理好的猪肚、粳米、枸杞子一同放入砂锅中，大火煮沸，小火煮到熟烂，加适量的葱花、姜片、盐调味即可食用。

煮粥时滴入五六滴植物油，能防止粥溢锅。

桃仁猪肚粥
早晚代餐食用

缓解腹胀

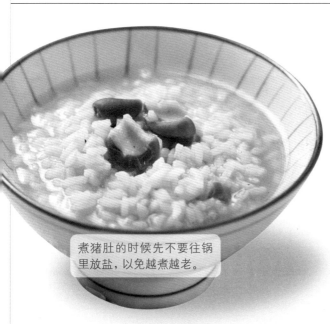

养胃功效： 可健脾补气。

原料： 桃仁、生地各 10 克，熟猪肚、粳米各 50 克，盐适量。

做法： 粳米淘净，猪肚切小块；桃仁、生地洗净。将准备好的材料入砂锅，加适量清水，大火煮沸，小火煮熟，去桃仁、生地，加适量盐调味即可食用。

煮猪肚的时候先不要往锅里放盐，以免越煮越老。

经络养脾胃

腹胀的时候可以考虑在脾俞穴、胃俞穴上拔罐。

脾俞穴拔罐缓解腹胀

对脾俞穴进行刺激，可以改善脾胃气虚所致的腹泻、水肿等症。

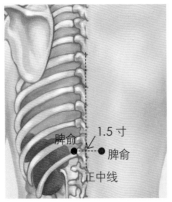

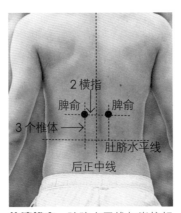

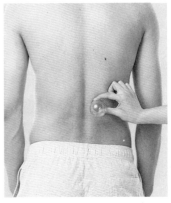

精准定位：在脊柱区，第11胸椎棘突下，后正中线旁开1.5寸。

快速找穴：肚脐水平线与脊柱相交椎体处，上推3个椎体，上缘旁开约2横指处。

拔罐方法：留罐5~10分钟，隔天1次。

胃俞穴上拔罐，胃肠问题不担心

胃俞穴属足太阳膀胱经，可以缓解腹胀、胃胀气。

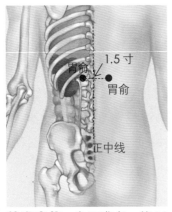

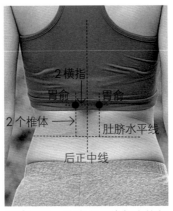

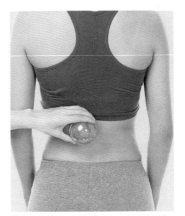

精准定位：在下背部，第12胸椎棘突下，后正中线旁开1.5寸。

快速找穴：肚脐水平线与脊柱相交椎体处，往上推2个椎体，其上缘旁开2横指处即是。

拔罐方法：火罐留罐5~10分钟，隔天1次。

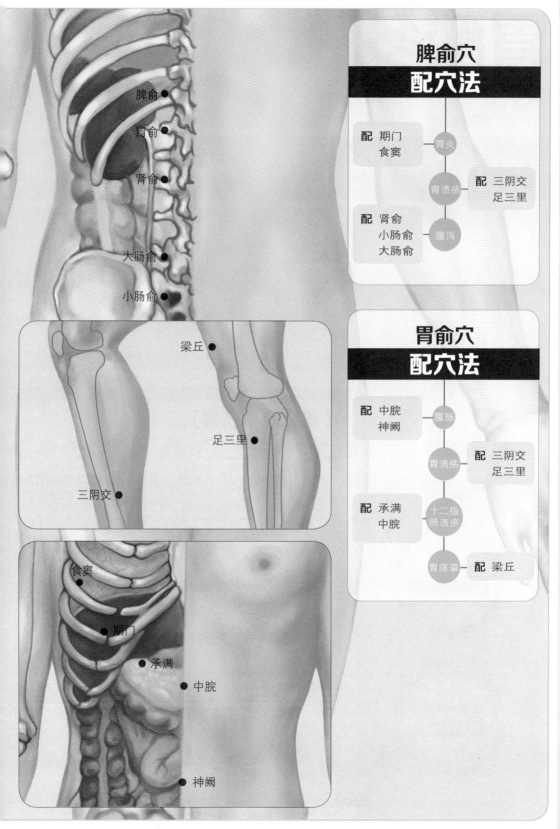

胃酸多

胃酸可以帮助消化，但胃酸过多会伤及胃、十二指肠，导致胃溃疡或十二指肠溃疡。为此，胃酸过多应经常食用可以中和胃酸的碱性食物。

养脾胃食疗方

这样搭配更养胃

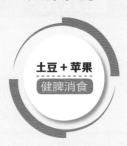
土豆 + 苹果
健脾消食

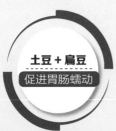
土豆 + 扁豆
促进胃肠蠕动

土豆 + 牛肉
保护胃黏膜

土豆

中医认为土豆有和胃调中、健脾益气的功效，是调养脾胃的好食物。

【这么吃不伤胃】

养脾胃吃法：可炒、炖、凉拌、蒸、煮等。

土豆含有一种治疗溃疡的抗菌分子，与抗生素相比，不仅可以防治胃溃疡、十二指肠溃疡，而且不会产生抗药性，没有副作用。

养脾胃功效： 和胃调中、健脾益气。

更多保健功效： 可缓解痛风、防治抑郁。

注意事项： 发芽、变绿的土豆中龙葵素的含量增高，食用后容易引起中毒，应忌食。

土豆低钠，富含钾，适合高血压人群食用。

醋熘土豆丝
佐餐食用

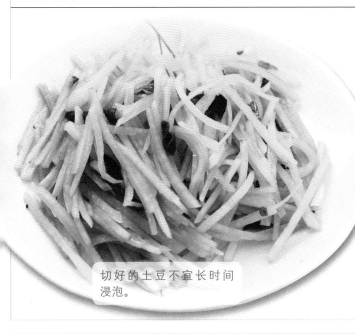

切好的土豆不宜长时间浸泡。

养胃功效： 可健脾开胃。

原料： 土豆 200 克，辣椒、醋、盐各适量。

做法： 土豆去皮洗净，切丝，放入水中浸泡，尽量洗掉淀粉；油锅烧热，放入辣椒炝锅，再放入土豆丝翻炒，最后加盐、醋，翻炒数下即可。

土豆泥
佐餐食用

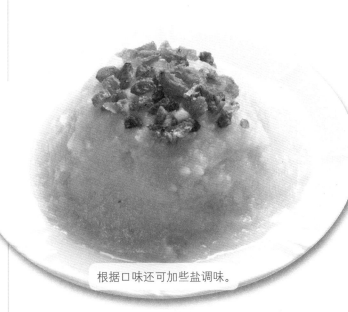

根据口味还可加些盐调味。

养胃功效： 可和胃调中、健脾益气。

原料： 土豆 1 个，葡萄干、盐适量。

做法： 葡萄干洗净、沥干；土豆洗净、去皮、切块，上锅蒸熟，加盐，碾成泥，撒上葡萄干即可。

经络养脾胃

减少胃酸分泌可以按摩梁丘穴、三阴交穴。

按摩梁丘穴，减少胃酸分泌

梁丘穴是最能反映胃功能是否正常的穴位。

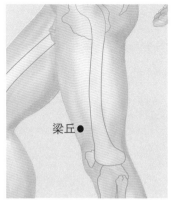

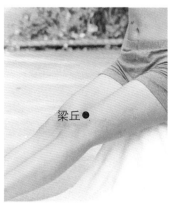

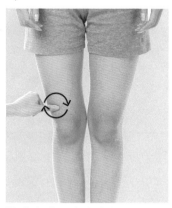

精准定位： 在股前区，髌骨外缘上2寸，股外侧肌与股直肌肌腱之间。

快速找穴： 坐位，下肢用力蹬直，髌骨外上缘上方凹陷正中处即是。

按摩方法： 疼痛发作时，用拇指指腹按揉梁丘穴，双腿各1~3分钟。

按摩三阴交穴，缓解胃酸多造成的胃灼热

三阴交穴在临床治疗急性胃黏膜损伤时能对胃黏膜产生保护作用。

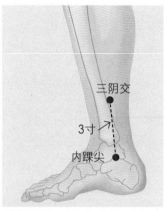

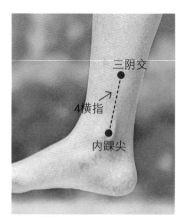

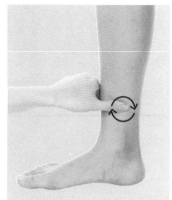

精准定位： 在小腿内侧，内踝尖上3寸，胫骨内侧缘后际。

快速找穴： 正坐或仰卧，胫骨内侧面后缘，内踝尖上4横指。

按摩方法： 用拇指指腹按揉三阴交穴，双腿各1~3分钟，早晚各1次。

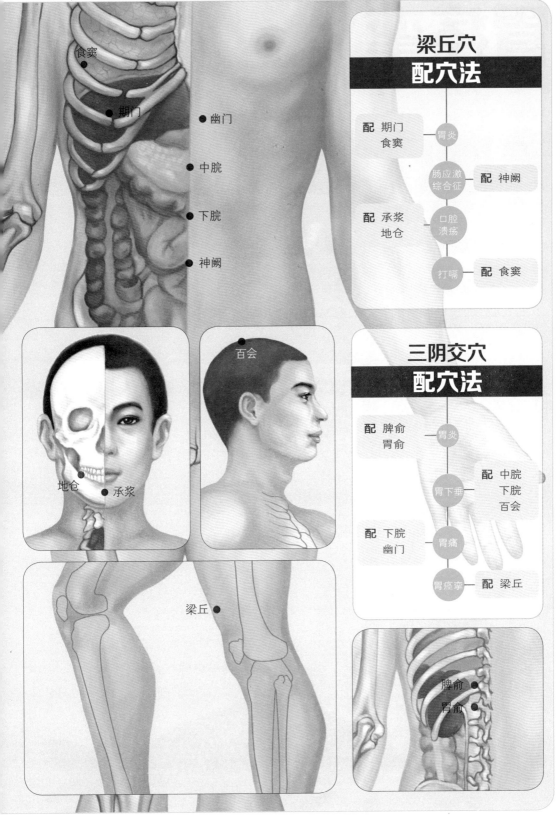

食窦

期门

幽门

中脘

下脘

神阙

梁丘穴
配穴法

配	期门 食窦	胃炎		
		肠应激 综合征	配 神阙
配	承浆 地仓	口腔 溃疡	
		打嗝	配 食窦

地仓 承浆

百会

三阴交穴
配穴法

配	脾俞 胃俞	胃炎		
		胃下垂	配	中脘 下脘 百会
配	下脘 幽门	胃痛		
		胃痉挛	配	梁丘

梁丘

脾俞
胃俞

胃痉挛

胃痉挛就是胃部肌肉抽搐，主要表现为上腹痛、呕吐等。胃痉挛的发生主要与胃部溃疡、胃部受寒、胃炎等有关系，可以从清除邪气、补益正气着手来进行调理。

养脾胃食疗方

这样搭配更养胃

鲫鱼+山药
健脾利湿

鲫鱼+豆腐
养胃润肺

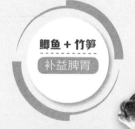

鲫鱼+竹笋
补益脾胃

鲫鱼

鲫鱼富含蛋白质、维生素 A、钙、磷、铁，有健脾开胃、利水除湿的功效。

【这么吃不伤胃】

养脾胃吃法：可红烧、清蒸、炖汤。

鲫鱼和中开胃、活血通络，肉质细嫩易消化，尤其适合做汤。

养脾胃功效： 可养脾胃、保护胃黏膜、健脾开胃。

更多保健功效： 可产后催乳、补肾、抗衰老。

注意事项： 感冒发热者不宜食用，素有内热者食用鲫鱼易生疮疡，应该少吃或不吃。

鲫鱼蛋白质含量丰富，有助于祛皱纹。

鲫鱼煲红枣
佐餐食用

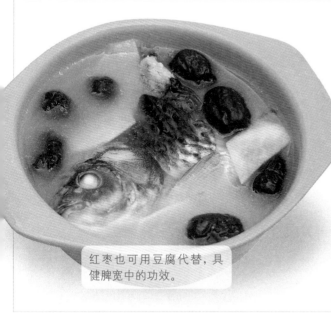

红枣也可用豆腐代替，具健脾宽中的功效。

养胃功效： 可健脾补气。

原料： 鲫鱼1条，红枣7颗，三七6克，姜2片，盐适量。

做法： 鲫鱼去鳞剖肚，洗净，撒少许盐，腌约5分钟，用少许油略煎至出现微金黄色，沥干油；红枣浸泡至软，去核，洗净；把所有材料放入汤煲内，加适量沸水，小火煲约2小时加盐调味即可。

木瓜鲫鱼汤
佐餐食用

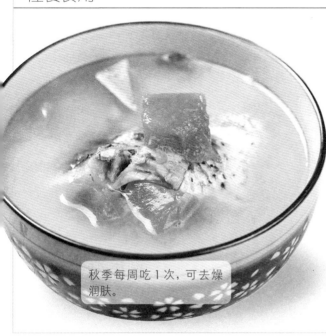

秋季每周吃1次，可去燥润肤。

养胃功效： 可和胃调中、健脾益气。

原料： 木瓜1个，鲫鱼1条，盐、料酒各适量。

做法： 木瓜去子削皮，切块备用；鲫鱼洗净沥干水分，用油煎透煎黄；锅里放水，放入煎好的鲫鱼，加入盐、料酒，煮沸后倒入木瓜一起煲，看到汤变成乳白浓稠时即可。

经络养脾胃

胃痉挛可以按摩至阳穴、冲阳穴来缓解症状。

胃痉挛不用慌，巧按至阳穴

至阳穴，能健脾调中、化湿祛黄，也可以缓解脾虚湿盛型胃痉挛带来的疼痛。

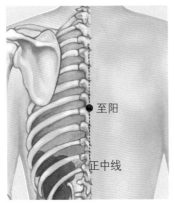
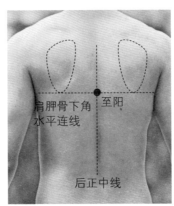
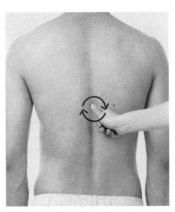

精准定位： 在背部脊柱区，第7胸椎棘突下凹陷中，后正中线上。

快速找穴： 两侧肩胛下角连线与后正中线相交处椎体，其下缘凹陷处即是。

按摩方法： 针对胃痉挛急性的胃痛，用拇指指腹按揉2~3分钟就好了。

缓解胃痉挛，按摩冲阳穴

冲阳穴能健脾化湿、安神，多用于胃热所致的脘痛胀满患者。

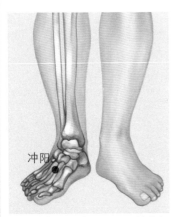
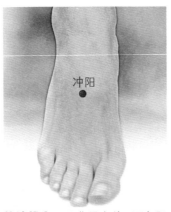
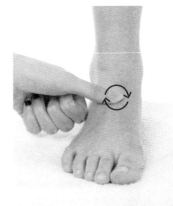

精准定位： 足背第2跖骨基底部与中间楔状骨关节处，足背动脉搏动处。

快速找穴： 足背最高处，两条肌腱之间，按之有动脉搏动感处即是。

按摩方法： 用拇指指腹按揉冲阳穴，早晚各1次。

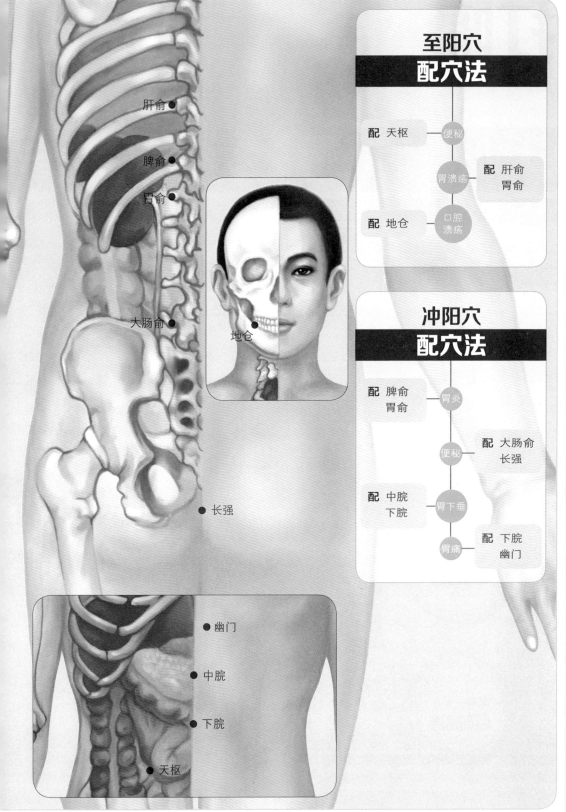

肝俞

脾俞

胃俞

大肠俞

地仓

长强

至阳穴
配穴法

配 天枢 —— 便秘

胃溃扬 —— 配 肝俞 胃俞

配 地仓 —— 口腔 溃扬

冲阳穴
配穴法

配 脾俞 胃俞 —— 胃炎

便秘 —— 配 大肠俞 长强

配 中脘 下脘 —— 胃下垂

胃痛 —— 配 下脘 幽门

幽门

中脘

下脘

天枢

打嗝

打嗝又称"膈肌痉挛"。中医上指气逆上冲，喉间呃呃连声，声短而频，不能自行控制的一种病症。

养脾胃食疗方

这样搭配更养胃

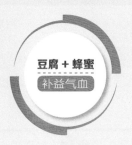

豆腐 + 蜂蜜
补益气血

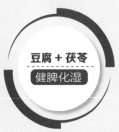

豆腐 + 茯苓
健脾化湿

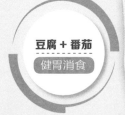

豆腐 + 番茄
健胃消食

豆腐

豆腐性寒，能清热，还具有一定的降逆气功效。若是打嗝不止的话，吃点豆腐可以止嗝。

【这么吃不伤胃】

养脾胃吃法：可煲汤、可炒食、可焖煮。

豆腐含有丰富的植物蛋白，常食可健胃养颜。

养脾胃功效： 可清热下火、健脾理气。

更多保健功效： 可美容养颜。

注意事项： 豆腐性寒，体质寒凉者少食。

豆腐含有人体必需的8种氨基酸，有预防心血管疾病的作用。

豆腐苦瓜汤
佐餐食用

止嗝

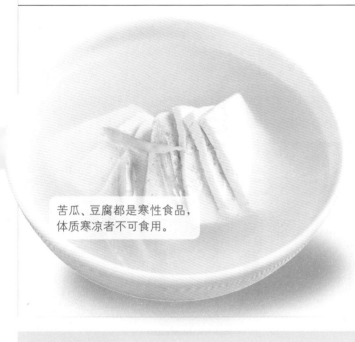

苦瓜、豆腐都是寒性食品，体质寒凉者不可食用。

养胃功效：可健脾消食。

原料：豆腐 1 块，苦瓜 50 克，盐、香油各适量。

做法：苦瓜洗净，切片，用盐腌一下；豆腐洗净切块。砂锅中放入豆腐块、苦瓜片，加清水适量，用小火煲熟，再加入盐、香油调味，即成。

银鱼豆腐
佐餐食用

止嗝、开胃

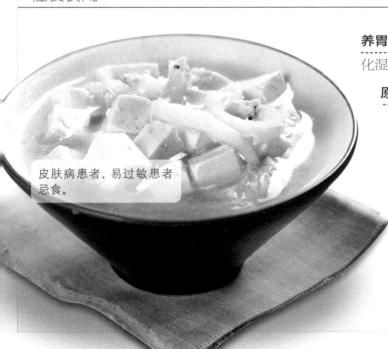

皮肤病患者、易过敏患者忌食。

养胃功效：可清热下火、健脾化湿。

原料：银鱼 50 克，豆腐 400 克，盐、麻油各适量。

做法：豆腐洗净、切小块；锅内放入清水，煮温后，放入豆腐块和银鱼，大火煮开，加盐，淋麻油即可食用。

经络养脾胃

连续打嗝时可以按摩扶突穴、气户穴来缓解。

巧按扶突穴，止嗝不用愁

扶突穴为大肠经穴，位于胸锁乳突肌前后缘之间，其下有膈神经走行，刺激膈神经，使其上行传入中枢，调节中枢的兴奋与抑制，向下传至膈肌痉挛，故而能取得较好疗效。

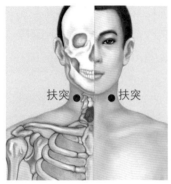

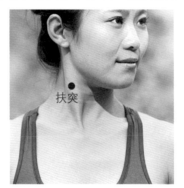

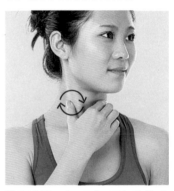

精准定位：在胸锁乳突肌区，横平喉结，当胸锁乳突肌的前、后缘中间。

快速找穴：拇指弯曲，其余四指并拢，手心向内，小指放喉结旁，食指所在处即是。

按摩方法：打嗝时，用拇指指腹按压此穴位，每次按压10~15分钟，可以很快缓解症状。

打嗝不担心，只需按摩气户穴

气户，气指胸中肺气，出入之处为户。鼻为肺窍，口为胃窍。该穴主治咳逆上气、喘不得卧、肺气不利等。

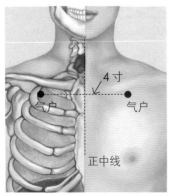

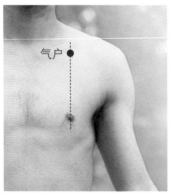

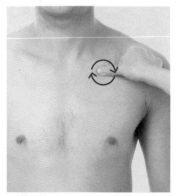

精准定位：在胸部，锁骨下缘，前正中线旁开4寸。

快速找穴：乳中线与锁骨下缘相交的凹陷，按压有酸胀感处即是。

按摩方法：用食指指端点按气户穴，有胀痛感为宜。

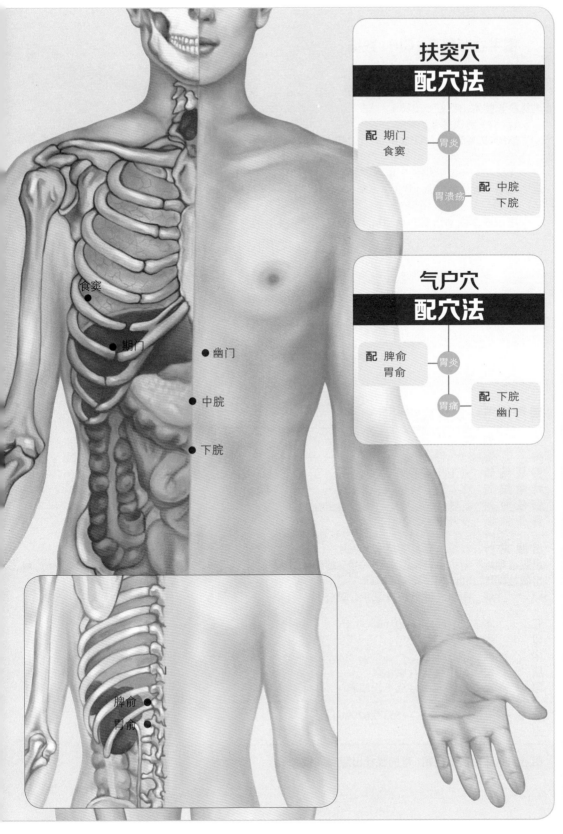

扶突穴
配穴法

配　期门
　　食窦 ── 胃炎

　　　　　胃溃疡 ── 配　中脘
　　　　　　　　　　　　下脘

气户穴
配穴法

配　脾俞
　　胃俞 ── 胃炎

　　　　　胃痛 ── 配　下脘
　　　　　　　　　　　幽门

食窦

期门

幽门

中脘

下脘

脾俞

胃俞

图书在版编目（CIP）数据

脾胃为王：饮食经络调养/雷秀珍主编 . -- 南京：江苏
凤凰科学技术出版社 , 2018.1
（汉竹·健康爱家系列）
ISBN 978-7-5537-6799-4

Ⅰ . ①脾… Ⅱ . ①雷… Ⅲ . ①脾胃病－食物疗法②脾胃
病－经络－养生（中医）Ⅳ . ① R256.3 ② R247.1 ③ R224.1

中国版本图书馆 CIP 数据核字 (2017) 第 235440 号

中国健康生活图书实力品牌

脾胃为王：饮食经络调养

主 编	雷秀珍	
编 著	汉 竹	
责 任 编 辑	刘玉锋 张晓凤	
特 邀 编 辑	张 瑜 杨晓晔 任志远	
责 任 校 对	郝慧华	
责 任 监 制	曹叶平 方 晨	
出 版 发 行	江苏凤凰科学技术出版社	
出版社地址	南京市湖南路 1 号 A 楼，邮编：210009	
出版社网址	http://www.pspress.cn	
印 刷	南京新世纪联盟印务有限公司	
开 本	720 mm×1 000 mm 1/16	
印 张	13	
字 数	150 000	
版 次	2018 年 1 月第 1 版	
印 次	2018 年 1 月第 1 次印刷	
标 准 书 号	ISBN 978-7-5537-6799-4	
定 价	42.00 元	

图书如有印装质量问题，可向我社出版科调换。